脳卒中片麻痺
リハビリテーションのための
単関節HAL使用マニュアル

単関節HAL

チームに配属されました！
どうする!!

福岡大学脳神経外科名誉教授
白十字病院脳卒中センター長
井上 亨

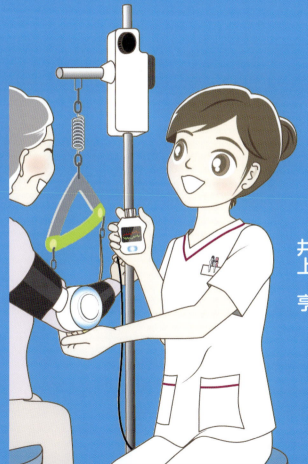

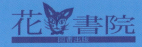

単関節 HAL 使用マニュアルを手にしていただいた皆さんへ

　はじめて、単関節 HAL をまかされたら、どうしようかと戸惑うスタッフの方も多いのではないでしょうか。そんな初心者が安心して単関節 HAL を使用出来るようにこの本は企画されました。

　そもそも HAL って何なの。どんな患者さんに使ったらいいの。患者さんとその家族には何と説明すればいいの。わからないことがたくさんあると思います。そんな時に、すぐに役立つように基本から具体的な使用方法までわかりやすく解説しました。

　HAL には、単関節タイプ以外にも両脚タイプ、単脚タイプ、腰タイプなどたくさんの種類があります。また、脳卒中患者さんだけでなく、整形外科領域の疾患、神経難病、フレイルなど、はばひろく使用されています。その中で、単関節タイプはいちばん応用範囲がひろく、取り扱いやすいタイプです。これまで、脳卒中後遺症で悩んでおられる多くの患者さんに使用しその有効性を実感しています。

　HAL は筑波大学の山海嘉之教授によって開発され、すでにヨーロッパ、アメリカ、アジア諸国などで多くの患者さんの機能回復に貢献しています。残念ながら、日本では保険適応の問題がありすべての医療機関で使用されているわけではありません。

　私は、山海教授との出会いから現在まで HAL の開発と臨床にかかわってきました。病院の多くのスタッフが HAL の取り扱いに慣れ、ひとりでも多くの患者さんが HALの恩恵にあずかることを願っています。

　本書が、はじめて単関節 HAL をまかされた皆さんに手放せない教科書として役に立てれば幸いです。

2024 年 11 月

福岡大学脳神経外科名誉教授（元　福岡大学病院長）
日本脳神経外科学会特別会員
日本脳卒中学会名誉会員
白十字病院脳卒中センター長　　井上　亨

機能回復へ向けての最後の砦 HAL

福岡大学脳神経外科教授　井上　亨

　私と装着型ロボットスーツHAL(Hybrid Assistive Limbs)との出会いは、1995年北海道で開催されたスパインフロンティア研究会である。特別講演で山海先生がHALについて紹介された。我々の幼少期に人気のあったアニメ「鉄腕アトム」「サイボーグ009」に憧れてHALを開発されたお話しを拝聴し感動したのを今でもはっきりと覚えている。当時、私は米国フロリダ大学に留学(1987-1989)し、マイクロサージャリーの技術と微小外科解剖を学び帰国、多くの困難な手術に挑戦していた時期であった。しかし、どんなに完璧な手術をしても後遺症は避けられない患者さんがいること、また、手術そのものが出来ずに四肢麻痺や小脳失調で苦しんでいる患者さんがいることに心を悩ませていた。山海先生の講演を聴きながら、HALは将来このような患者さんに必ず役に立つ、そして、様々な後遺症に苦しんでいる患者さんに夢と希望をあたえてくれる日が必ず来ると直感した。

　私たち脳神経外科医は日々脳卒中の急性期医療に携わっている。緊急手術で救命しても後遺症を残す患者さんも多い。術後すぐにリハビリテーションを開始するが、脳神経外科医とリハスタッフの連携不足もあり、結果は必ずしも満足できるものではなかった。山海先生は2004年にHALを実用化するため大学発ベンチャー「サイバーダイン」を創設し、最高経営責任者(CEO)に就任、福祉用HALのレンタルを開始された。これは「未来の社会に役に立つものを作りたい」という先生の強い意思からであった。2009年サイバーダインの若松氏が福岡大学病院にHALを紹介に来られた。術後後遺症の出現した患者さんの同意を得て、福岡大学病院第1例目のHALを使用したリハビリテーションを行なった。HAL装着に手間がかる(装着時間約40分)、人手がいる、音がうるさい、場所をとる、安全に使用できるのか、本当に有効なのか、採算が合わないなど、ベテランスタッフの評価はひどいものであった。反して、歩けるようになる気がする、リハビリへの意欲が上がるなど患者さんの評価は必ずしも悪くなかった。何度かHALを試すうちに、私のHALに対する期待と若松氏の誠実な対応に若手リハスタッフが協力してくれるようになり、HALチームが出来上がった。2011年4月、福岡大学病院脳卒中センターに福祉用HALを採用。医療機器として承認されていないHALを患者さんに使用するために、倫理委員会の承諾を得てまずは安全性の検証から開始した。そして、事故を起さないこと、必ず論文として結果を残すことを目標にHALの臨床応用に取り組んで来た。全国のHAL使用施設との意見交換の場が必要と考え、2013年に第1回日本脳神経HAL研究会を福岡大学メディカルホールで開催した。以後、京都、つくばと場所を変えて毎年開催されHALの理解と普及に努めている。

　脳神経外科医がリハビリテーションに拘るのは、365日24時間急患対応を行い、苦労して救命した多くの患者さんに社会復帰してほしいからである。従来のリハビリテーションは残存機能の維持や廃用予防など代償的アプローチが主体であり、麻痺肢を回復させるためのアプローチは少なかった。近年、成人脳における神経可塑性に関する研究が進み、神経可塑性を前提とするニューロリハビリテーションが注目されるようになった。HALを用いたリハビリテーションもそのひとつである。後遺症の残った患者さんにとってニューロリハビリテーションは機能回復へ向けての最後の砦といえる。今後、医療機器として認められるためには、HALの臨床応用に加え、HALと神経可塑性に関する知見の集積が求められる。今回、山海先生と共に取り組んで来た福大病院での10年間の研究成果を一冊にまとめる事にした。HALを用いたニューロリハビリテーションの普及そして臨床研究に貢献できれば幸いである。

HAL 業績集（2011-2020）福岡大学脳神経外科井上亨より引用

井上亨先生との未来開拓に感謝

筑波大学システム情報系・教授
筑波大学サイバニクス研究センター 研究統括
筑波大学未来社会工学開発研究センター／F-MIRAI　センター長
CYBERDYNE 株式会社 代表取締役社長／CEO
山海 嘉之

　身に付けることで身体機能を改善・補助・拡張・再生する装着型サイボーグHALの研究開発は、手探りの繰り返しで、容易なものではありませんでした。井上先生とは、北海道で開催されたスパインフロンティアで出逢いました。その講演で披露したＨＡＬは、まだ初号機の時代で、実験台の上のコンピュータや計測・制御装置が電気ケーブルでつながった無骨な実験装置でした。しかし、井上先生はすぐさまHALの可能性を見出し、熱く想いのこもった言葉をかけてもらいました。　伝わってくる迫力や熱意に引き込まれ、共に倒れるまで、人々のために共に未来開拓に挑戦し続けることになると直感した瞬間でした。

　日本脳神経HAL研究会は、日本初のHAL研究会であり、目を閉じると、HALの開拓の歴史の中で、黎明期からご一緒に歩んで下さった方々のお顔が思い起こされます。この時代に生まれ、井上先生を始めとする宝物のような先生方と共に、未来開拓に挑戦させて頂いていることに、心から感謝申し上げます。

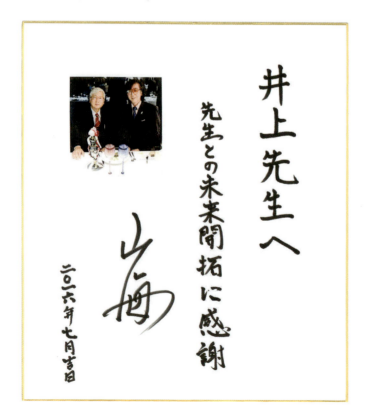

HAL業績集（2011-2020）福岡大学脳神経外科井上亨より引用

―「単関節 HAL チームに配属されました！どうする!!」の発刊によせて ―

筑波大学 システム情報系教授・サイバニクス研究センター 研究統括
筑波大学 未来社会工学開発研究センター /F-MIRAI　センター長
CYBERDYNE 株式会社 代表取締役社長
内閣府 戦略的イノベーション創造プログラム（SIP）プログラムディレクター
山海 嘉之

　本書を監修・編集された井上亨先生とは、北海道で開催されたスパインフロンティアという脳神経外科医と整形外科医が激論する会合に講演者として招待された時に出会いました。黎明期の野暮ったい HAL を初めてご覧になって以降も、ずっと温かくご支援いただいてきました。医療用 HAL 下肢タイプが欧州で世界初の医療機器として承認される前年の 2012 年、井上先生主導のもと、第 1 回日本脳神経 HAL 研究会が福岡大学病院メディカルホールで開催されました。最先端の革新技術が医療領域で活用できるようになるまでには、井上先生のような熱い思いでご一緒に歩んでくださる方々が必須なのです。

　HAL 単関節タイプについては、自由度も高く、治験相談では PMDA との話し合いは難航しましたが、それとは別に、理学療法の一環として活用する医療機器として認証を取得し、医療現場で活用できるようになりました。HAL 単関節タイプについては、パラメータの調整や、アタッチメントの活用法や、疾患状態への工夫など、知っておくと有用な情報があります。

　本書には、臨床上の細やかなポイントなどが随所に示されており、また、医療現場でどのように適切かつ効果的に HAL 単関節タイプを使いこなすかについて、初心者にもわかりやすく、実例を交えながら説明されています。まさに必読・必携の書です！

　本書の完成にご尽力いただいた「単関節 HAL チーム」は、高度で強力なチームへと進化されたと確信しています。そのことを、井上先生は当初から意図されていたのかもしれません。

　既に、多くの病院で単関節 HAL が導入されていますが、是非とも本書をお渡しできればと思います。また、新規導入の際にも、本書を HAL と一緒にお渡しできればと思います。

　革新的科学技術を既存の社会ルールの中で社会実装することは難しいとされていますが、本書の誕生を通して、貴重なヒントを頂戴した気がいたします。

　本書を監修・編集いただきました井上先生、関係者の皆様に、心からの尊崇の思いと感謝の意をお伝えしたいと思います。有り難うございました。

―「単関節 HAL チームに配属されました！どうする‼」の発刊によせて ―

鹿児島大学大学院医歯学総合研究科 リハビリテーション医学・教授
下堂薗 恵

　私は本書を拝読し、これから HAL 単関節タイプの活用を検討中の全ての医療スタッフをはじめ、既に HAL 導入中の皆様にも、活用の幅をさらに広げるための良書と感じました。

　本書の監修・編著者である井上亨先生は、福岡大学脳神経外科の教授職の頃から日本発の HAL の先進性、有用性に着目し、脳卒中急性期からのリハビリテーションへまず先駆的に活用し、さらに応用の幅を広げ 2011 年から約 40 編もの医学論文を執筆されました。特筆すべきは、脳神経外科医として多忙な中、自らリハビリテーションの現場に赴き、HAL の訓練実施、効果確認に携わられたことにあります。

　井上先生は福岡大学を定年退職後に白十字病院脳卒中センター長に就任され、HAL を活用するリハビリテーションチームを新たに立ち上げられました。急性期病院である白十字病院、さらに回復期や生活期のリハビリテーション医療を担う白十字リハビリテーション病院には各 1 名の HAL 社外講師が在籍するほか、脳神経外科や脳血管内科、リハビリテーション科などの専門医、理学療法士、作業療法士、看護師がチームで工夫して患者さんの障害の状態に合わせて積極的に HAL を活用しておられます。

　本書は、単関節 HAL について、長年、井上先生が福岡大学病院と白十字病院において蓄積された業績と経験の中から、HAL の使用法や適応、トラブルシューティングなど、臨床上の tips を存分に散りばめられていることが特徴です。また、単関節 HAL の単独使用に留まらず、アタッチメントを併用することによる拡張性や、促通反復療法など脳卒中片麻痺の回復を総合的に行うために他の治療法との併用療法についてもわかり易くふれられています。

　単関節 HAL と共に本書をマニュアルとして備えることで、患者さんの「動かそう！」という思いにチームで応えるための指南書として大いに活用されるものと確信しております。

目　次

第1章	単関節HALって何？	8
第2章	どんな患者さんに使用したらいいの？	16
第3章	上肢麻痺への応用	26
第4章	下肢麻痺への応用	48
第5章	HALがうまく動いてくれない！どうしたらいいの？	56
第6章	HALを使えるようになるにはどうしたらいいの？	60
第7章	HALの種類、レンタル料、保険適応は？	68
第8章	脳卒中後遺症、整形外科術後にも使える単関節HAL	72
第9章	脳卒中片麻痺HALリハビリテーションでよく使われる専門用語と略語	76

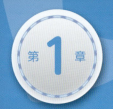

第1章 単関節HALって何?

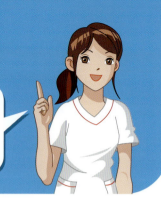

まずは単関節HALのしくみを知ろう!!
電極を正確に貼るには上下肢を動かす
筋肉の知識も大切!!

1. 単関節HALの仕組み、生体電位とは

- HAL（Hybrid Assistive Limb）とは、身体に装着することによって人の身体動作を支援する装置です。人が筋肉を動かそうとした時、脳から脊髄〜運動ニューロンを介して筋肉に神経信号が伝わり、筋肉が収縮します。HALはその際に発生する電気信号を皮膚表面に貼り付けられた電極で生体電位信号（BES: Bioelectrical signal）として読み取ります。その信号をもとにパワーユニットを制御して、人の意思に従って動作支援を行います（サイバニック随意制御）

- 脳血管障害や脊髄障害などの脳神経疾患で電気信号が弱くなってもHALは僅かなBESを読み取ることで動作支援を行います。また、BESを読み取ることができない場合でも人の基本動作をパターン化し、HAL自らがパターンに合わせて動作支援を行います（サイバニック自律制御）。そして、"動けた"という感覚は末梢神経〜脊髄を介して脳へ入力され、神経可塑性が誘導されます。これらを反復することで機能回復が期待されます

- 単関節HALは機器に内蔵された角度センサから得られた情報と、BESの情報とを用いて支援動作を決定し、状態に応じて装着者の関節側面に配置されたパワーユニットを駆動させることで、装着者の関節動作を随意的にアシストします。制御装置は、随意的制御手段と自律的制御手段のハイブリッド制御によってパワーユニットの駆動量を決定します

アシストを行うための3つの制御モード

① 自動介助運動モード（CVC-Standard モード）
伸筋・屈筋の生体電位信号の強度に基づいてアシストトルク（トルク＝回す力）を制御します

② 自動介助／他動運動混合モード（CVC-AutoExt/AutoFlx モード）
伸筋または屈筋の信号のどちらか片方を一定の値として自動的に伸展または屈曲する制御モードです。伸展または屈曲のいずれかに特化して訓練を行う場合

に使用します

③ アシストトルク変化が緩やかな自動介助運動モード（CVC-Gentle モード）
この原理を利用して、膝関節、肘関節、足関節の随意的運動訓練をアシストすることができます

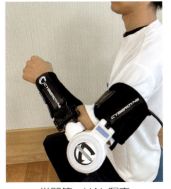

単関節　HAL 写真

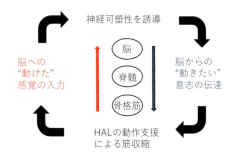

HAL の作業仮説

2. 基本的な使用方法

① **使用準備**
バッテリーパックを用意し、使用前点検、取り付けを行う

② **装着者の準備**
装着者は運動に適した衣服を着用させてください。静電気が起きにくい素材や組み合わせが望ましいです。また、擦過傷や発疹などを予防するため、装着者の肌が HAL に直接触れないようにしてください

③ **フィッティング**
パワーユニット駆動部と関節の軸を合わせます。数回曲げ伸ばしをおこなって軸があっていることを確認します。痛み、あるいは違和感や不快感がないか確認をしてください。また、貼付部位に体毛が多いとはりつきが不十分になることがあるのでその場合は剃毛が必要となります

④ **操作**
1) 電極ケーブルのコネクタの接続を行って HAL を起動します
2) アシストの設定を行います
3) アシストを開始します
4) 必要に応じて設定内容を変更します
5) 終了する際にはアシストを停止してから HAL を停止します

制御モードの選択とアシストの設定

・制御モードの選択
・生体電位信号発生状態の確認
・アシストゲインの設定
・伸展／屈曲信号バランスの設定
・トルクリミットの設定（アシストトルクの制限）
・アシスト角度範囲の設定

単関節 HAL 実施要項（上肢用、下肢用）を使用することで単関節 HAL リハビリ連携が容易となります

単関節 HAL 実施要項（白十字病院・白十字リハビリテーション病院）

| 上肢用 |

基本情報

氏　名：　　　　　　　　　　（　　　　）歳　　　M　/　F
診断名：
発症日：　　　　20　　年　　　月　　　　日
HAL開始日：　20　　年　　　月　　　　日
神経学的所見：　左　、　右　　　上肢BRS/FMA（　　　　／　　　　）
関節可動域：
注意事項：特になし　　　高次脳機能障害（なし、あり　　　　　　　　　　　）
疼痛（なし、あり　　　　　　　　　　）　　　肩亜脱臼（　なし、あり　）
その他（　　　　　　　　　　　　）

HAL実施要項

第　　　回目（　病日）：　　　　年　　　月　　　日　　　　場所：　病棟　、　リハビリ室

左右、回数、時間	左　、　右		回		分
肢位	仰臥位　、　座位				
関節、運動方向	肩	屈伸	内外転	水平内外転	複合屈伸
	肘 S　、　M	屈伸			
	前腕	回内外			
	手	掌背屈			
	手指	屈伸			
電極装着筋	黒電極（2個）		筋　　間隔　　　　cm		
	白電極（2個）		筋　　間隔　　　　cm		
	緑電極（アース）				
制御モード（CVC）	Standard　、　Gentle　、　AutoFlx　、　AutoExt				
Assist　アシスト	Gain×（　　　　　　）　　　Lev×（　　　　　　　）				
BES　Balance 信号バランス	Flx　（　　　　　）%　　Ext　（　　　　　）%				
Torque アシストトルクの制限	（　　　　　　）%				
Angle　Range 角度範囲	Ext　（　　　　　）度　Flx　（　　　　　）度				

周辺機器：なし　　　あり（　上肢吊り下げキット　、　卓上固定器具WE　）

HAL効果判定

HAL実施回数：　　　　　回
BRS/FMA：　　　HAL前（　　　　／　　　　）　→ HAL後（　　　　／　　　　）
関節可動域：　　HAL前（　　　　　　　　）　→ HAL後（　　　　　　　）
筋力（MMT）：　HAL前（　　　　　　　）　→ HAL後（　　　　　　　）
HAL効果判定：　　良好　　　　　　　不良　　（原因　　　　　　　　　）

単関節 HAL って何?

下肢用

基本情報

氏　名：　　　　　　　　　　（　　　　）歳　　　M　/　F
診断名：
発症日：　　20　　年　　　月　　　日
HAL開始日：20　　年　　　月　　　日
神経学的所見：　左　、　右　　下肢BRS/FMA（　　　　／　　　　）
関節可動域：
注意事項：特になし　　高次脳機能障害（なし、あり　　　　　　　　　）
疼痛（なし、あり　　　　　　　　　　）
その他（　　　　　　　　　　　　　　）

HAL実施要項

　　第　　回目（　　病日）：　　　　年　　　月　　　日　　　場所：　病棟　、　リハビリ室

左右、回数、時間	左　、　右　　　　　　　回　　　　　　　　　分		
肢位	仰臥位　、　　腹臥位　、　　座位		
関節、運動方向	膝　下腿バー　S　、　M　、　L	屈伸	
	サポーター　S　、　　M　、　L		
	足関節　S　　、　M	底背屈	
電極装着筋	黒電極（2個）	筋　　間隔　　　cm	
	白電極（2個）	筋　　間隔　　　cm	
	緑電極（アース）		
制御モード（CVC）	Standard　、　　Gentle　、　　AutoFlx　、　　AutoExt		
Assist　アシスト	Gain×（　　　　　）　　　　　　Lev×（　　　　　）		
BES　Balance 信号バランス	Flx　　　（　　　　　）％　　　Ext　（　　　　　）％		
Torque アシストトルクの制限	（　　　　　　　）％		
Angle　Range 角度範囲	Ext　（　　　　　）度　　Flx　（　　　　　）度		

　周辺機器：なし　　あり（　足関節アタッチメント　）

HAL効果判定

HAL実施回数：　　　　回
BRS/FMA：　　　HAL前（　　　／　　　）　→HAL後（　　　／　　　）
関節可動域：　　HAL前（　　　　　）　→HAL後（　　　　　）
筋力（MMT）：　HAL前（　　　　　）　→HAL後（　　　　　）
HAL効果判定：　　良好　　　　　　不良　（原因　　　　　　　　）

3. 電極装着のための上肢と下肢の筋肉解剖

① 肘関節 HAL に必要な筋肉解剖

- 屈曲側には上腕の前面に存在する上腕二頭筋、伸展側には上腕の後面に存在する上腕三頭筋に電極を貼付します

✓ 肘関節運動に関与する主な筋肉

運動	主な筋肉
屈曲	上腕二頭筋、上腕筋、腕橈骨筋、円回内筋
伸展	上腕三頭筋、肘筋

- 上腕二頭筋は肘関節を屈曲、前腕を回外します。長頭と短頭からなり、いずれも肩甲骨より起始し、橈骨粗面と停止腱から続く幅広い腱膜が前腕屈筋の深筋膜に融合して停止します。神経支配は第5頸髄（C5）、第6頸髄（C6）由来の筋皮神経に受けます

- 上腕三頭筋は肘伸展に関わる筋肉です。肩甲骨からの長頭、上腕骨からの二頭（外側頭、内側頭）から起始し、いずれも尺骨の肘頭で停止します。主に第7頸髄（C7）由来の橈骨神経に支配を受けます

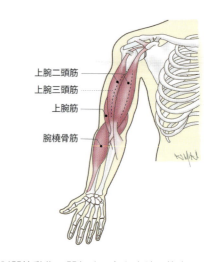

肘関節動作に関与する主な上肢の筋肉

② 膝関節 HAL に必要な筋肉解剖

- 屈曲側には大腿後面の大腿二頭筋または半腱様筋、伸展側には大腿四頭筋のうち大腿前面にある大腿外側広筋、内側広筋あるいは大腿直筋に電極を貼付します

✓ 膝関節運動に関与する主な筋肉

運動	主な筋肉
屈曲	ハムストリングス（大腿二頭筋、半腱膜筋、半膜様筋）、薄筋、縫工筋、腓腹筋、膝窩筋
伸展	大腿四頭筋（外側広筋、内側広筋、大腿直筋、中間広筋）

- ハムストリングスは膝関節屈曲および股関節伸展に関わります。大腿二頭筋は長頭は坐骨結節、短頭は大腿骨粗線外側唇より起始し、腓骨頭で停止します。半腱様筋は坐骨結節で起始し、脛骨粗面内側に停止します。いずれの筋も第５腰髄（Ｌ５）～第２仙髄（Ｓ２）より分岐する坐骨神経に支配を受けます

- 大腿四頭筋は膝関節伸展および股関節屈曲に関わります。外側広筋は大腿外側面にあり、大腿骨大転子、粗線外側唇より起始します。内側広筋は大腿内側面にあり、大腿骨前外側面より起始します。大腿直筋は大腿前面にあり、下前腸骨棘より起始しています。大腿四頭筋はそれぞれの筋が膝蓋骨に付着し、膝蓋靭帯を介して脛骨粗面で停止します。神経支配はＬ２～４より分岐する大腿神経に受けます

③ 足関節 HAL に必要な筋肉解剖

- 背屈側には前脛骨筋、底屈側には下腿三頭筋（腓腹筋）に電極を貼付します

✓ 足関節運動に関与する主な筋肉

運動	主な筋肉
背屈（伸展）	前脛骨筋、長母趾伸筋、長趾伸筋、第三腓骨筋
底屈（屈曲）	下腿三頭筋（腓腹筋、ヒラメ筋）、後脛骨筋、長趾屈筋、長母趾屈筋、長腓骨筋、短腓骨筋、足底筋

- 前脛骨筋は脛骨の外側面に接しており、足関節の背屈、内反に関わります。脛骨体～外側顆、下腿骨間膜（脛骨と腓骨を保持する線維組織）より起始し、第１中足骨、内側楔状骨で停止します。主にＬ４由来の深腓骨神経に支配を受けます

- 下腿三頭筋（腓腹筋、ヒラメ筋）は後下腿に存在し、腓腹筋の深層にヒラメ筋があります。腓腹筋は足関節の底屈の他に膝関節を屈曲する作用も持っています。外側頭と内側頭に分かれ、外側頭は大腿骨外側上顆、内側頭は内側上顆およびそれぞれに近接する関節包より起始し、アキレス腱を介して踵骨で停止します。Ｓ１、Ｓ２由来の脛骨神経に支配を受けます

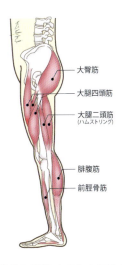

膝関節・足関節動作に関与する主な下肢の筋肉

④ 卓上固定器具 WE を使用した手関節・前腕の HAL リハビリに必要な筋肉解剖

- 手関節掌屈（屈曲）・背屈（伸展）、前腕回内・回外の訓練目的で卓上固定器具 WE を使用することがあります

1）手関節 HAL に必要な筋肉解剖

- 手関節掌屈側は尺側手根屈筋、橈側手根屈筋に電極を貼付します
- 手関節背屈側は長 / 短橈側手根伸筋、尺側手根伸筋に電極を貼付します

✓手関節運動に関与する主な筋肉

運動	主な筋肉
掌屈（屈曲）	尺側手根屈筋、橈側手根屈筋、長掌筋
背屈（伸展）	長/短橈側手根伸筋、尺側手根伸筋

- 尺側手根屈筋は手関節の掌屈、尺屈に関わります。上腕骨頭は内側上顆から、尺骨頭は肘頭および尺骨後縁より起始して、第5中手骨底、豆状骨、有鈎骨で停止します。C8由来の尺骨神経に支配を受けます。橈骨手根屈筋は手関節の掌屈、橈屈に関わります。上腕骨内側上顆より起始して、第2, 3中手骨底で停止します。C7由来の正中神経に支配を受けます

- 長 / 短橈側手根伸筋は手関節の背屈、橈屈に関わります。長橈側手根伸筋は上腕骨の外側上顆稜より起始して第2中手骨で停止します。短橈側手根伸筋は上腕骨の外側上顆より起始して第3中手骨で停止します。いずれもC6由来の橈骨神経に支配を受けます。尺側手根伸筋は手関節の背屈、尺屈に関わります。上腕骨の外側上顆および尺骨後縁より起始して第5中手骨で停止します。C7由来の橈骨神経深枝より支配を受けます

2）前腕 HAL に必要な筋肉解剖

- 前腕の回外側は上腕二頭筋に電極を貼付することが多いですが、回外筋に貼付することもあります
- 回内側は円回内筋に電極を貼付します

✓前腕回内回外運動に関与する主な筋肉

運動	主な筋肉
回外	上腕二頭筋、回外筋
回内	円回内筋、方形回内筋

- 回外筋は橈尺関節での前腕の回外に関わります。上腕骨の外側上顆および尺骨の橈側切痕付近の回外筋稜より起始して、橈骨の近位1/3の外側面で停止します。C5,6由来の橈骨神経深枝に支配を受けます

- 円回内筋は橈尺関節での前腕の回内に関わり、肘関節の屈曲にも少し関わります。上腕骨頭は内側上顆、尺骨頭は鈎状突起より起始して橈骨中部の外側面で停止します。C6,7由来の正中神経に支配を受けます

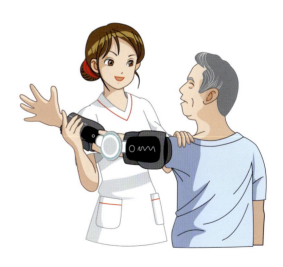

参考文献

1）HAL 医療用単関節タイプ（HAL-M S01 シリーズ）取扱説明書
2）Sankai Y, Ohta M. Therapeutic robot system during hemopurification aimed at human oriented system. In: Proceedings of the IEEE international workshop on intelligent motion control. vol 1; 1990. p. 247-51.
3）HAL 単関節タイプ 専用アタッチメント 足関節アタッチメント取扱説明書
4）トートラ人体の構造と機能 丸善株式会社
5）整形外科医のための神経学図説（新装版）南江堂
6）ベッドサイドの神経の診かた 第17版 南江堂

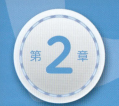
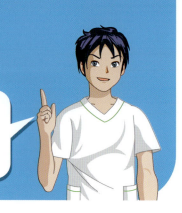

第2章 どんな患者さんに使用したらいいの?

患者さん・家族に脳卒中片麻痺について理解してもらい単関節HALを有効に活用しましょう!

1. 患者さん・家族への説明と同意

- HALの適応は患者さんの病状を把握した主治医が決定します
- 患者さんと家族にHALを使用したリハビリの安全性・有用性について十分に説明し理解・納得していただきます
- 実物をお見せし動画を用いると理解しやすいでしょう

単関節HALの同意書(白十字病院・白十字リハビリテーション病院)

○○病院　病院長殿

私はHAL®医療用「単関節タイプ」を用いたリハビリテーションを受けるに当たり、説明文書に記載された全ての事項について説明を受け、内容を十分に理解し、この治療を受けることに同意致します。
1. 病名とその特徴
2. 治療の特色、目的、有効性
3. 治療に伴う危険性
4. 患者さんの個別の問題とその対応
5. 偶発症発生時の対応
6. 代替可能な治療
7. 治療を行わなかった場合に予想される経過
8. 治療の同意および撤回

(説明者)
説明年月日:令和　　年　　月　　日
説明者職種:
説明者氏名:
同席者氏名:

(同意者)
同意年月日:令和　　年　　月　　日
同意者(本人)
同意者(代諾者)　　　　　　　　(続柄　　　)
患者さんご自身で判断する能力が乏しい場合にのみ、代諾者がご署名ください

単関節 HAL の説明書（白十字病院・白十字リハビリテーション病院）

1. 病名とその特徴
   病名：
   特徴：
   （　　　）

2. 治療の特色、目的、有効性
   HAL®医療用「単関節タイプ」は、皮膚表面から電極を通して生体電位信号を検出し、その信号を基に上肢や下肢の関節の動きを補助するロボットです。従って、患者さんの動かそうとする意思に合わせてロボットが働きます。上肢や下肢の機能障害に対して、装着して訓練を行うことで運動機能の改善が期待できます。

3. 治療に伴う危険性
   全ての治療には何らかのリスクを伴います。細心の注意を払いながら治療を行いますが、それにもかかわらず合併症の生じる場合があります。
   （1）皮膚トラブル
   体毛の濃い方は、事前に除毛を行うことがあります。皮膚の弱い方に対しては、機器が直接接触しないよう保護することがあります。以上のような対策を行っても、機器と接触している部位にかゆみ、発赤、皮膚剥離等をきたすことがあります。
   （2）転倒
   HAL®装着時は動きが制限されるため、転倒の可能性があります。転倒を防ぐためにスタッフから色々な指示、指導を行いますので、患者さんは必ず従ってください。
   （3）筋肉痛
   HAL®を使用することにより、日頃使用していない筋肉を動かすことになり、当日から数日後に筋肉痛をきたす場合があります。
   （4）血圧の変動
   緊張に伴って血圧が上昇したり、長時間の立位や座位によって血圧が低下したりすることがあります。血圧の変動が大きい場合、訓練を中止せざるを得ないこともあります。
   （5）その他の予期せぬ危険性
   予期せぬ合併症や、元来患者さんが罹患されている治療対象疾患以外の疾患を発症することがあります。そのため、やむを得ず訓練を中止することがあります。

4. 患者さんの個別の問題とその対応
   （　　　）

5. 偶発症発生時の対応
   万が一、偶発症が発生した場合は、それに対して最善の処置を行います。なお、その際の医療は通常の保険診療となります。

6. 代替可能な治療
   ロボットを使用しない通常のリハビリテーションを行います。

7. 治療を行わなかった場合に予想される経過
   現状と変化はないか、もしくは疾患によっては徐々に病状が進行、増悪することが予想されます。

8. 治療の同意および撤回
   HAL®医療用「単関節タイプ」の使用経験の豊富なスタッフが担当しますが、訓練の難易度や安全度は個々の患者さんによって異なります。これらのことを十分にご理解いただき、ご同意いただける場合は同意文書に署名を行ってください。
   ただし、何らかの理由により本治療を望まれない場合は、いつでもご連絡ください。ご希望に応じて訓練を中止致します。そのことによって、他の治療を受ける際に支障となったり、不利益を被るようなことはありません。

2. 片麻痺の原因と重症度の評価

- 片麻痺とは身体の一側に生じた上下肢の運動麻痺のことです
- 原因疾患として最も多いのが脳卒中（脳梗塞・脳出血・くも膜下出血）です
- 脳卒中後の特徴的な姿勢をウェルニッケ・マン肢位といいます

> **ココがポイント**
>
> 脳卒中発症後は筋肉に力が入らない弛緩性麻痺（ぶらぶら状態）ですが、3-6ヶ月後には痙性麻痺（つっぱり状態）となります。脳卒中後の機能回復は、発症1ヶ月で85%、発症3ヶ月で95%が回復するといわれています。早期リハビリテーションが大切な理由です

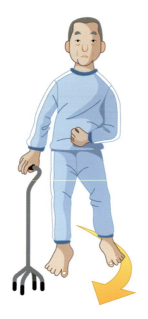

ウェルニッケ・マン肢位

- 代表的な片麻痺の重症度評価として Brunnstrom Recovery Stage（BRS）と Fugl-Meyer Assessment（FMA）があります
- BRS は上肢・手指・下肢の片麻痺の程度を6段階で評価し、回復過程を予測するためのスケールです
- FMA は BRS より身体機能をより細かく評価できる脳卒中の疾患特異的な評価スケールです
- FMA には上肢運動機能、下肢運動機能、感覚、バランス、関節可動域、関節痛の6つの評価項目があります。特に、上肢と下肢の運動機能評価はリハビリの結果として単独で使われることもあります。総得点は226点で、そのうち運動機能は100点です

どんな患者さんに 使用したらいいの？

Brunnstrom Recovery Stage（BRS）評価

等級 ステージ	機能段階 詳細	下肢	上肢	手指
ステージ Ⅰ	随意運動なし（弛緩） 意図的に筋肉を収縮することができない	随意的な運動、反射的な筋収縮が認められない		
ステージ Ⅱ	連合反応 意図的、反射的な筋収縮が少し見られる	随意的な脚の曲げ伸ばしが難しい（筋緊張はわずか）	随意的な腕の上げ下げが難しい（筋緊張はわずか）	随意的にわずかに手指が曲げられる
ステージ Ⅲ	共同運動 随意的で大きな運動が可能	随意的な脚の曲げ伸ばしが可能	随意的な腕の上げ下げが可能	随意的に全指の同時屈曲が可能、伸展方向は随意的に動かせない
ステージ Ⅳ	分離運動が出現 随所で機能的な動きが可能	・座位で膝を伸展できる ・座位で膝を屈曲した状態で足を後ろに引ける ・座位で踵を床から離さずにつま先を上げられる	・手を背部に回せる ・肘伸展状態で腕を前方へ90挙上できる ・肘屈曲で前腕の回内・回外が可能	集団での伸展運動が部分的に可能
ステージ Ⅴ	分離運動の範囲拡大 自立した生活ができる	・立位で股関節伸展状態で膝屈曲ができる ・立位で足関節の背屈が可能 ・座位で股関節を内旋できる	・腕を側方水平挙上できる ・腕を頭の上まで上げられる ・肘伸展で腕を水平挙上、かつ前腕を回内・回外が可能	対向つまみ、棒握りが可能
ステージ Ⅵ	意図的に分離運動が可能 正常に近い運動レベルまで達成	・立位で骨盤を引き上げずに股関節を外転できる ・座位で膝の動きだけでつま先を左右に振れる	正常とほぼ変わらない動作が可能	全ての握り動作、伸展運動が可能

BRS はスウェーデン生まれ（1898 年）の女性理学療法士 Brunnstrom が開発しました。片麻痺患者が麻痺肢を動かす際に共同運動が発現するか、分離運動ができるかをもとに、片麻痺の回復状態を分類する方法です。一定の知識と技能があれば短時間で容易に評価でき便利です。

Fugl-Meyer Assessment（FMA）上肢と下肢の運動機能評価
上肢機能評価（最大 66 点）

項目	動作内容	点数
深部腱反射	上腕二頭筋、上腕三頭筋	4
屈筋共同運動	肩甲骨後退、肩関節屈曲、外転、外旋、肘関節屈曲、前腕回外	12
伸筋共同運動	肩関節内転・内旋、肘関節伸展、前腕回内	6
手を腰へ回す	手を膝の上から腰に回す動作	2
肩関節90°屈曲	肘伸展位で肩関節90°屈曲	2
前腕回内外	肩関節0°、肘関節90°で前腕回内外	2
肩関節90°外転	肘伸展位で肩関節90°外転	2
肩関節90°屈曲から180°屈曲	肩関節90°屈曲位から180°屈曲	2
前腕回内外（肩関節30-90°屈曲位）	肩関節30-90°屈曲位で前腕回内外	2
正常反射	腱反射	2
手関節背屈15°	肘90°屈曲位で手関節背屈	2
手関節背屈15°（肩関節屈曲位）	肩関節軽度屈曲位で手関節背屈	2
手関節掌屈背屈の反復	肘90°屈曲位で手関節背屈・掌屈の反復	2
手関節掌屈背屈の反復(肩関節屈曲位)	肩関節軽度屈曲位で手関節背屈・掌屈の反復	2
手関節分回し運動	肘90°屈曲位で手関節分回し運動	2
手指集団屈曲	手指の集団屈曲	2
手指集団伸展	手指の集団伸展	2
かぎ握り	2-4指のPIP、DIP屈曲、MCP伸展	2
母指内転（紙を挟む）	母指と第2指で紙を挟む	2
指尖つまみ	母指と第2指でペンをつまむ	2
筒握り（母指と示指）	母指と示指で筒をつまむ	2
球握り	全指を外転し、母指と対立した状態でボールを持つ	2
協調性（振戦、測定異常、時間差）	指鼻試験、肘の屈伸反復	6

下肢機能評価（最大 34 点）

項目	動作内容	点数
深部腱反射	膝蓋腱反射、アキレス腱反射	4
屈筋共同運動	股関節屈曲、膝関節屈曲、足関節背屈	6
伸筋共同運動	股関節伸展、膝関節伸展、足関節底屈	8
足関節背屈	座位で足関節背屈	2
膝関節屈曲	座位で膝関節屈曲	2
膝関節屈曲	立位で膝関節屈曲	2
足関節背屈	立位で足背屈	2
正常反射	腱反射	2
協調性（振戦、測定異常、時間差）	臥位で麻痺側踵を非麻痺側膝蓋骨に付ける動作の反復	6

3. 意識障害と運動リハビリ

- 意識障害を客観的に評価するための指標として Japan Coma Scale（JCS）と Glasgow Coma Scale（GCS）が一般に用いられています
- JCS は日本で使用されている評価方法で、0 が正常、最重度は 300 です
- GCS は海外でも広く使用されている評価方法で、健常者は 15 点、最重度は 3 点です
- 高度の意識障害を伴った脳卒中急性期ではバイタルサインが不安定なことが多くリハビリの適応は慎重に決定しましょう
- 一般的に JCS（Ⅱ-20）よりも重度の意識障害がある場合は運動リハビリの実施は困難です

Japan Coma Scale（JCS）

Ⅰ：刺激しないでも覚醒している状態（Ⅰ桁で表現）	
0	意識清明
Ⅰ-1	だいたい清明であるが、今ひとつはっきりしない
Ⅰ-2	見当識障害がある（場所や時間、日付が分からない）
Ⅰ-3	自分の名前、生年月日が言えない
Ⅱ：刺激で覚醒するが、刺激をやめると眠り込む状態（Ⅱ桁で表現）	
Ⅱ-10	普通の呼びかけで容易に開眼する
Ⅱ-20	大きな声または体を揺さぶることにより開眼する
Ⅱ-30	痛み刺激を加えつつ呼びかけを繰り返すことにより開眼する
Ⅲ：刺激しても覚醒しない状態（Ⅲ桁で表現）	
Ⅲ-100	痛み刺激に対し、払いのける動作をする
Ⅲ-200	痛み刺激に対し、少し手足を動かしたり顔をしかめたりする
Ⅲ-300	痛み刺激に反応しない

Glasgow Coma Scale（GCS）

E：eye opening（開眼）	
4点	自発的に開眼
3点	呼びかけにより開眼
2点	痛み刺激により開眼
1点	痛み刺激でも開眼しない
V：best verbal response（最良言語機能）	
5点	見当識あり
4点	混乱した会話
3点	不適当な発語
2点	理解不明の音声
1点	発語なし
M：best motor response（最良運動反応）	
6点	命令に応じる
5点	疼痛部位を認識する
4点	痛み刺激から逃避する
3点	痛み刺激に対して屈曲運動を示す
2点	痛み刺激に対して伸展運動を示す
1点	痛み刺激に対して反応なし

ココがポイント

アンダーソンや日本リハビリテーション医学会の運動中止基準には明確な意識障害の記載はありません。近年、脳卒中患者に対して廃用症候群を予防し早期社会復帰につなげるために、発症早期より離床・リハビリ介入することの重要性が指摘されています。

アンダーソンの運動中止基準（土肥変法）

	運動を行わないほうがよい場合
1	安静時脈拍数：120/分以上
2	拡張期血圧（下の血圧）：120mmHg以上
3	収縮期血圧（上の血圧）：200mmHg以上
4	労作性狭心症を現在有するもの
5	新鮮心筋梗塞1ヵ月以内のもの
6	うっ血性心不全の所見の著しい不整脈
7	心房細動以外の著しい不整脈
8	運動前すでに動悸、息切れのあるもの
	途中で運動を中止する場合
1	運動中、中等度の呼吸困難・めまい・嘔気・狭心痛などが出現した場合
2	運動中、脈拍が140/分を超えた場合
3	運動中、1分間に10個以上の期外収縮が出現するか、または頻脈性不整脈（心房細動、上室性頻脈など）あるいは徐脈が出現した場合
4	運動中、収縮期血圧40mmHg以上または拡張期血圧20mmHg以上上昇した場合
	次の場合は運動を一時中止し、回復を待って再開する
1	脈拍数が運動時の30%を超えた場合。ただし、2分間の安静で10%以下に戻らない場合は中止にするか、かなり負荷の少ない運動に切り替える
2	脈拍数が120/分を超えた場合
3	1分間に10回以下の期外収縮が出現した場合
4	軽い動悸、息切れを訴えた場合

4. HAL リハビリで問題となる高次脳機能障害

- HAL リハビリの障害となるような高次脳機能障害の背景症状として、全般性注意障害、うつ状態や多幸状態、情動失禁があります。これらは、訓練の耐久性低下、精神運動遅延のため訓練をはやくはじめられないといった影響を及ぼします
- 失語に関しては、発語がなくても指示理解が良好であれば HAL 訓練は可能です
- 失行に関しては、HAL による訓練を実施したい部位を動かそうとできるか、生体電位信号を検出できるかを実際に評価してみましょう
- 半側空間無視、半側身体失認、間欠性運動開始困難、運動無視、拮抗失行に関しては、動作を励ます、両側同時に動かす、リハビリ実施者の動作を模倣するといった工夫で HAL 訓練が可能になる場合があります

ココがポイント

近年、脳卒中後の運動学習に運動主体感が影響することがわかっています。運動主体感とは、運動に付随したフィードバックが「自分の運動によって引き起こされた」という感覚のことです。単に麻痺や筋力の回復だけでなく、患者自身が思い通りに身体を動かせるようになること、つまり運動主体感を伴う運動の獲得が大切なのです。HAL は運動主体感の獲得に有効なリハビリです。

5. HAL はどこで使用するの？

- 通常の病院内であればリハビリ室に限らずどこでも大丈夫です
- 急性期には ICU や SCU でも使用できます
- 単関節 HAL は軽量なので訪問リハビリでの使用もできます

ココがポイント

当院では、HAL をペースメーカー術後、パーキンソン病に対する深部脳刺激療法（deep brain stimulation:DBS）術後の患者さんにも使用しています。HAL 使用時には主治医と相談し、病状確認・バイタルチェックを行い安全に十分配慮しましょう

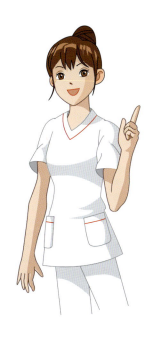

6. 廃用症候群を防ぐ早期リハビリテーション

- 安静による諸臓器の退行性変化を廃用症候群といいます
- 片麻痺発症後に、廃用症候群による筋力低下や関節可動域制限が加わるとその後の機能回復が遅れるので早期離床と早期リハビリ開始が大切です
- 脳の可塑性を考慮すると、意識障害が改善した段階で早期に麻痺肢の回復に向けたリハビリを開始した方が良いでしょう
- HAL は患者さんの運動意図を実現・反復でき、関節可動域訓練や痙縮抑制に効果を発揮しますので、片麻痺の急性期リハビリに有用です

廃用症候群の症状

1. 運動器：
   筋萎縮、関節拘縮、骨萎縮

2. 循環・呼吸器系：
   誤嚥性肺炎、心機能低下、血栓塞栓症、肺塞栓症

3. 自律神経・神経系：
   起立性低血圧、せん妄、見当識障害、うつ状態

4. 泌尿器系：
   尿路結石、尿路感染症

5. 皮膚系：
   褥瘡（床ずれ）

6. 消化器・代謝系：
   逆流性食道炎、食欲不振、便秘、耐糖能異常

参考文献

- Brunnstrom S. Motor testing produres in hemiplegia.Based on sequential recovery stages. Phys Ther 1996; 46:357-375
- Fugl-Meyer AR,Jaasko L,Leyman I,et al. The post-stroke hemiplegic patient.
  1.a method for evaluation of physical performance.Scand J of Reh Med 1975;7 (1):13-31
- 脳卒中治療ガイドライン 2021
- Ropper AH,Samuels MA,Klein JP et al. Adams&Victor's Principles of Neurology,12th ed.MCGRAW-HILL EDUCATION;2023
- 木村　暁：日常診療における神経心理学の発想．臨床神経学 54:1088-1091,2014
- 後藤文男、天野隆弘：臨床のための神経機能解剖学、中外医学社、1995

どんな患者さんに 使用したらいいの？

memo

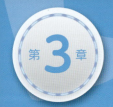

第3章 上肢麻痺への応用

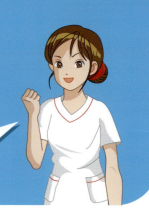

単関節HALは上肢麻痺の改善に大きく貢献します！
患者さんのリハビリへのモチベーションの向上に
つながります！

1. 肘関節

（1）初期設定の目安

- 重症例は痙縮の状態で設定値が変わります。痙縮が強い場合はAssist Levを低め、Torqueを低めに設定してみましょう
- 中〜軽症例では、患者自身がある程度運動をコントロールできる状態であるためAssistは低く、Torqueは高めに設定してみましょう

重症：BRS Ⅱ〜Ⅲ　　　FMA　0〜34/66点

制御モード（CVC）	Gentle	
Assist　アシスト	Gain×50	Lev×2
BES Balance　信号バランス	Flx　100%	Ext　100%
Torque　アシストトルクの制限	40%	
Angle Range　角度範囲	Ext　5度	Flx　115度

中〜軽症：BRS Ⅲ〜Ⅴ　　FMA　35〜53/66点

制御モード（CVC）	Gentle	
Assist　アシスト	Gain×20	Lev×1
BES Balance　信号バランス	Flx　100%	Ext　100%
Torque　アシストトルクの制限	60%	
Angle Range　角度範囲	Ext　5度	Flx　115度

（2）臥位での実施手順

- 座位が保てない場合、注意が持続しない、または疲れやすい場合は臥位から開始しましょう
- 肩関節の亜脱臼に注意しましょう

＊注意
第3章では装着方法が理解しやすいように、被服せずにアタッチメントを装着しています。実際には被服した状態で装着してください。

上肢麻痺への応用

Step 1. 皮膚疾患がないか、汗がついていないか、乾燥していないかを確認する

> **ココがポイント**
> 汗がついている場合はふき取りましょう。乾燥している場合はアルコール綿もしくは水で保水しましょう。

Step 2. 前腕回外の可動域を確認する

> **ココがポイント**
> 上腕二頭筋は前腕回外位の肘関節屈曲で最も働きます。
> 可能な限り回外位にすることを意識して装着しましょう。

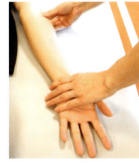

HAL装着推奨肢位
（前腕回外位）

Step 3. 前腕サポータのサイズを確認して、上腕・前腕アタッチメントをパワーユニットに取り付ける

> **ココがポイント**
> 前腕サポータサイズは、男性および大きめな女性はMサイズ、小柄の男性および女性はSサイズが目安です。

Step 4. 黒ホック2個と白ホック2個、アースの緑ホックを電極シールにつける

> **ココがポイント**
> 電極シールにホックを付けてから皮膚に貼付すると痛みもなく、スムーズに貼付できます。

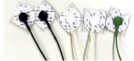

電極シールとホック

Step 5. ホックをつけた黒電極シールを上腕二頭筋、白電極シールを上腕三頭筋に、緑アース電極シールを上腕骨内側上顆に貼付する

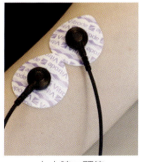

左上腕二頭筋

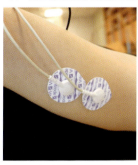

左上腕三頭筋

> **ココがポイント**
> 通常、2個の電極シールの中心間は 3〜6cm です。
> BES が取りにくければ電極シールの間隔を広げてみましょう。BES が大きすぎるときは電極シールの間隔を狭めるか、筋腹ではなく筋腱移行部に貼ってみましょう。反復コントロールが出来るようになってきたら、通常間隔に戻すことが推奨されています。

Step 6. 電極ケーブルのコネクタ、データロガーを接続してバッテリパックをコントロールボックスへ取り付ける

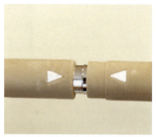
ケーブルコネクタのつなぎ方

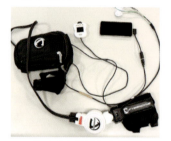
すべてを接続した状態

> **ココがポイント**
> 電極ケーブルのコネクタは、△が合うように接続しましょう

Step 7. コントロールボックスの主電源を入れて HAL を起動する

> **新人あるある**
> ▶ 主電源を入れたが、HAL が起動しない
> →バッテリパックは正しく装着しているか確認しましょう
> →バッテリパックが充電されているか確認しましょう
> →電極ケーブルのコネクタとデータロガーが正しく接続しているか確認しましょう

Step 8. 患者に肘を動かしてもらい、データロガー（もしくはコントローラ）で BES を確認する

> **ココがポイント**
> ・BES が小さければ Assist Gain または Assist Lev の変更を検討しましょう
> ・屈曲/伸展とも BES が出なければ 1) タッピング等を利用してみる、2) 反対側と同時に動かす、3) 電極シール貼付位置を変更する、4) 姿勢や課題を変更してみましょう
> ・同時収縮様の波形に見える場合は、1) Auto モードに変更する、2) バランスを調整する、3) 姿勢を変更する、努力運動にならないように声掛けしてみましょう

上肢麻痺への応用

Step 9. お試しでアシストを開始し、パワーユニットが正しい方向へ動くか確認する

新人あるある
▶ パワーユニットが思った方向に動かない
　→左右反対のパワーユニットを装着していないか確認しましょう
　→電極ケーブルの白色黒色が逆に取り付けられていないか確認しましょう

Step 10. 正しく動くことを確認し、フィッティング、フィッティング後点検を行う

ココがポイント
・動作時にケーブルが邪魔にならないよう、適度にゆるみがあるかどうかHALを起動する前に確認しましょう。
・横から見てパワーユニットの先端よりも肘頭が1横指ほど見える状態になっているか確認しましょう。

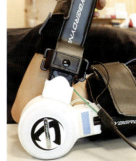
肘関節の運動軸とパワーユニットの軸

Step 11. コントローラからアシスト設定を行う

Step 12. データロガーのカウント読み上げや目標回数、効果音を設定する

ココがポイント
初回は30〜50回に回数設定しましょう

Step 13. アシストを開始し、肘関節の屈伸運動を反復する

ココがポイント
・初期設定はデータロガーのオートチューニング機能を活用しましょう
・初回からぴったり設定することは困難ですので、この設定から開始して、患者の動きや感想を確認しながら適宜設定を変更しましょう

新人あるある
▶ 「曲げやすいが、伸ばしづらい」と言われた
　→上腕二頭筋の脱力が苦手な場合はFlxバランスをさげてみましょう
　→伸展が苦手な場合はCVC-Auto　FlxにMode変更をしてみましょう

▶ 途中でエラー表示が出る
　→E60〜62は電極シールおよびケーブルの接続を確認しましょう
　→E90〜91はバッテリパックを確認しましょう

Step 14. 疲労感が出る前に終了する

ココがポイント
- 目標回数達成時の効果音は運動学習の報酬系に作用しますので、活用しましょう
- BES の低下は疲労の可能性があるため、BES の変化にも注意しましょう

Step 15. 患者に本日の HAL 訓練の効果をフィードバックする

ココがポイント
- 実施前後の変化を患者と共有することはとても重要です
- 動画を撮影しておき、患者と供覧しながら前後の変化を確認すると、達成感や次回のモチベーションにもつながります

新人あるある

▶ 実施後に感想を聞くと、「よくわからない」と言われた

→疲れる前に終了することも重要です

→初回ではまだわからないことが多く、3-4 回実施して HAL に慣れてくると、「動かした感覚がわかってきた」などと感想が変化することも少なくないので、まずは 5 回を目標に実施してみましょう

〜取り外し手順〜

Step 1. コントローラでアシストを停止する

Step 2. アシスト設定を記録する

新人あるある

▶ アシスト設定を記録しようと思ったが、データが消えてしまった

→主電源を切るとアシスト設定も消えるので、主電源を切る前に必要な設定項目は記録を残しましょう。

Step 3. コントロールボックスの主電源を切り、電極ケーブルのコネクタを外す

Step 4. 上腕アタッチメントと前腕アタッチメントのベルトをゆるめて外す

上肢麻痺への応用

Step 5. 電極シールをはがす

ココがポイント
・皮膚を抑えてゆっくりと電極シールをはがすようにしましょう
・皮膚剥離を起こす可能性があるので注意しましょう

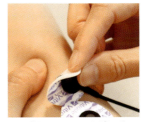

電極シールのはがし方

Step 6. 疼痛や発赤がないかを確認してデータロガーおよびバッテリパックをコントロールボックスから外して充電器に差し込む

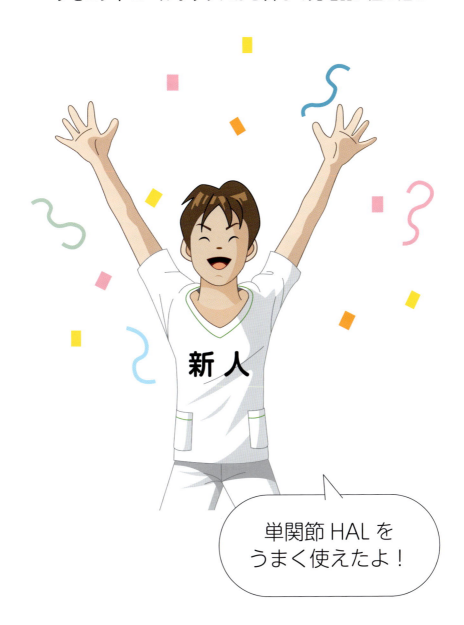

単関節HALを
うまく使えたよ！

（3）吊り下げキットを使用した座位での実施手順

- 座位姿勢が左右前後に著しく傾くことなく、20分程度車椅子乗車が可能になれば座位でのHAL訓練を開始します
- 臥位と比較してより生活に即した肢位での反復運動が可能になります
- オプションの吊り下げキットを使用すると肩関節への負担が軽減します

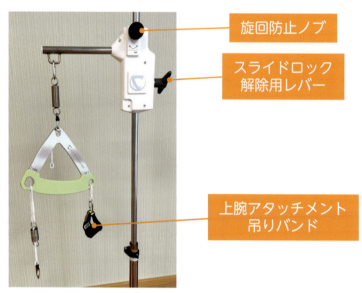

吊り下げキットの全体像と各名称

臥位での実施手順参照（Step1-8, P27～28）

Step 9. 前腕サポータのサイズを確認して吊り下げキット専用前腕バー（サポータと同サイズ）に入れ替える

ココがポイント
・前腕バーとストッパが通常と異なる為、間違わないようにしましょう
・紛失防止と間違い防止目的で、テープで色分けして工夫しても良いでしょう

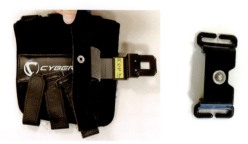

吊り下げキット専用前腕バーと通常ストッパ

上肢麻痺への応用

Step 10. 前腕支持フックを下からアタッチメントに挿入し、前腕支持フックのバンド通し長穴に前腕サポータのバンド部を通して固定する

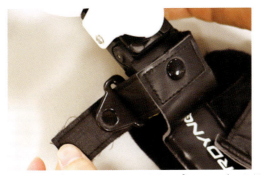

前腕支持フックのバンド通し長穴に前腕サポータのバンド部を挿入

Step 11. 上腕アタッチメントをパワーユニットに挿入し、上腕アタッチメント吊りバンドおよび前腕支持フック取り付け部をそれぞれのフックに挿入する

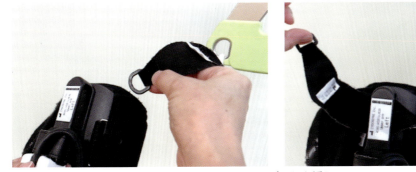

上腕アタッチメント吊りバンドを挿入

Step 12. テーブル上で HAL を装着して、反復運動したい肢位になるように吊り下げキットを調整する

ココがポイント
・テーブル上で吊り下げることでセラピストの負担が軽減し、ゆっくり吊り下げることが可能になるため患者の負担も軽減します

新人あるある
▶ 思った方向に動かない
　→フック取り付け部がパワーユニットのリング LED と反対側にくれば正しく装着されています

33

Step 13. ここまで出来たら、HALを動かしてみましょう

ココがポイント
・反復運動開始前に、肩の位置が適切な高さになっているか、疼痛や違和感がないかを確認しましょう

新人あるある
▶ どんな肢位で設定すれば良いかわからない
　→肩関節は内転位0度での肘屈伸が推奨されています
　→肩関節外転位で食事動作を目標とした反復運動を行うこともあります
　→患者ごとの目標動作に応じた肢位を選択しましょう

肩関節内転位と外転位の開始肢位

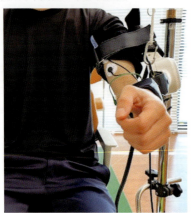 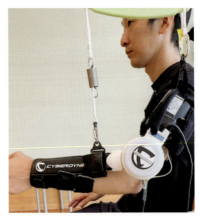

【肩関節内転位の前額面と矢状面】

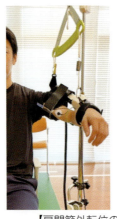 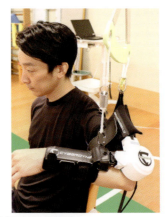

【肩関節外転位の前額面と矢状面】

〜取り外し手順〜　臥位での取り外し手順を参照

ココがポイント
・アタッチメントをとり外した後は速やかに吊り下げキットを患者から離しましょう
・吊り下げキットが揺れて患者に接触する危険性があります

2. 卓上固定器具 WE を使用した肘関節、前腕、手関節、指関節への応用

① 肘関節

（1）初期設定の目安　（肘関節初期設定の目安参照、P26）

（2）実施手順（右肘提示）
- 卓上固定器具 WE を使用すると肩関節への負担が軽減します
- 肩痛や肩関節亜脱臼のある患者に使用します

Step 1.　テーブルの上に専用アタッチメント卓上固定器具 WE を準備する

> **ココがポイント**
> ・昇降機能があるテーブルを用いると肩痛を生じない高さに調整できます

Step 2.　卓上固定器具 WE に中央固定板、右肘用（左回転タイプ：CCW）パワーユニット、2穴アタッチメントを取り付ける

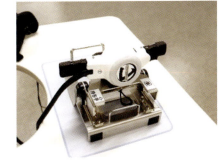

Step 3.　前腕のサイズを確認して、右肘用（左回転タイプ：CCW）パワーユニット可動端に前腕サポータを取り付ける

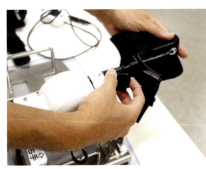

Step 4.　中央固定板に肘置き台を取り付ける

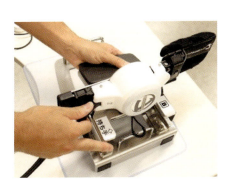
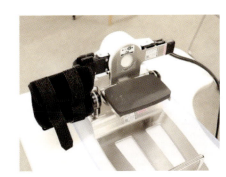

> **ココがポイント**
> ・リハビリテーション室に卓上固定器具 WE 専用の場所を用意しておくと、準備・片付けを効率化できます

Step 5. 肘関節実施手順参照（Step1-7, P27〜28）

Step 6. お試しでアシストを開始し、パワーユニットが正しく動くか確認する

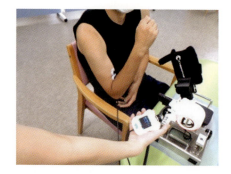

Step 7. 肘置き台に患者の肘を置き、前腕サポータに固定する

> **ココがポイント**
> ・卓上固定器具 WE はワンタッチで角度を変更できます。また位置調整も可能です。患者の達成したい麻痺手の目標に応じて卓上固定器具 WE の角度や位置を調整してみましょう
> ・口へのリーチ運動を目標としている場合、肩内旋位に調整し実際に口へリーチする物品を把持してみましょう

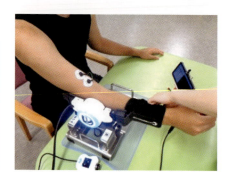

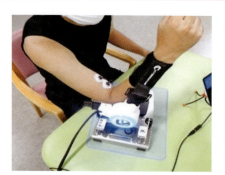

肩水平内外転の調整

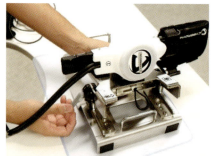

肩関節内旋の調整

Step 8. 肘関節実施手順参照（Step8-15, P28〜30）

> **ココがポイント**
> ・昇降機能があるテーブルを用いることで、肩関節屈曲角度を変更しながら肘関節屈伸運動が反復できます

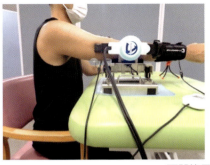 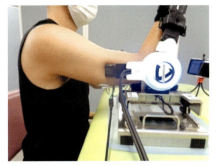

肩関節屈曲位の訓練例

ココがポイント
・データロガーの固定を工夫することで患者が見えやすい状況で訓練が可能となります

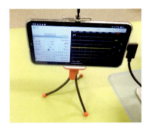

～取り外し手順～

Step 1. コントローラでアシストを停止する

Step 2. アシスト設定を記録する

Step 3. コントロールボックスの主電源を切り電極ケーブルのコネクタを外す

Step 4. 前腕サポータのベルトをゆるめて、患者の手を外す

Step 5. 電極シールをはがす

Step 6. 疼痛や発赤がないかを確認してとデータロガーおよびバッテリパックをコントロールボックスから外して充電器に差し込む

ココがポイント
・必ず主電源を切る前にアシスト設定を記録しましょう

② 前腕

（1）初期設定の目安

- 前腕回外は、上腕二頭筋と回外筋に貼付する方法があります。重症例は上腕二頭筋に貼付しますが、痙縮が強い場合は回外筋へ貼付を変更しましょう
- 前腕回外の貼付筋や使用するアタッチメントでBESが変動します。適宜、BES Balanceを調整しましょう

重症：BRS Ⅱ～Ⅲ　　FMA　0～34/66点

制御モード（CVC）	Gentle	
Assist　アシスト	Gain×50	Lev×5
BES Balance　信号バランス	Flx　100%	Ext　100%
Torque　アシストトルクの制限	40%	
Angle Range　角度範囲	Ext　10度	Flx　90度

中～軽症：BRS Ⅲ～Ⅴ　　FMA　35～53/66点

制御モード（CVC）	Gentle	
Assist　アシスト	Gain×30	Lev×1
BES Balance　信号バランス	Flx　100%	Ext　100%
Torque　アシストトルクの制限	60%	
Angle Range　角度範囲	Ext　0度	Flx　110度

（2）実施手順（右前腕回内外提示）

- 卓上固定器具WEはHAL単関節タイプの取り付け方法で左右の上肢に使用する事ができます
- 前腕の回内外を反復する事でどのような生活動作を達成させたいかが肝心です
- 達成させたい生活動作に応じて使用する前腕回内外プレートやバーグリップ、ボールグリップ等のアタッチメントを決定しましょう

Step 1. テーブルの上に専用アタッチメント卓上固定器具WEを準備する

Step 2. 卓上固定器具WEに中央固定板、パワーユニット、2穴アタッチメントを取り付ける

Step 3. 2穴アタッチメントに前腕回内外プレートを取り付ける

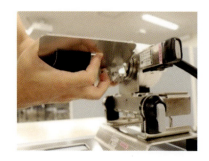

Step 4. 前腕回内外の可動域、痙縮の有無を確認する

ココがポイント
・前腕に皮膚疾患がないか、汗がついていないか、乾燥していないかを確認し、汗はふき取り乾燥している場合はアルコール綿もしくは水で保水します

Step 5. 前腕回内外プレートの角度を可動域に合わせて調整する

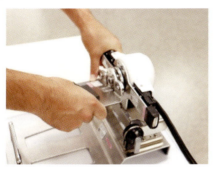
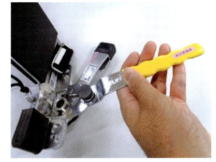

角度調整ツール

ココがポイント
・無段階角度調整機構があり360度任意の角度に調整できます。可動域・痙縮の程度や患者さんの達成したい麻痺手の目標に応じて前腕回内外の角度を調整してみましょう
・麻痺手でテーブル上の紙を固定する目標であれば回内0-90度の範囲に調整します

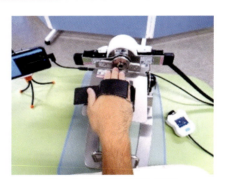

回内0-90度の範囲に調整

Step 6. 黒ホック2個と白ホック2個、アースの緑ホックを電極シールにつけ、ホックをつけた黒電極シールを上腕二頭筋、白電極シールを円回内筋に貼付する。緑アース電極シールを上腕骨内側上顆に貼付する

> **ココがポイント**
> ・第一選択は、回外を上腕二頭筋、回内を円回内筋に貼付します。上腕二頭筋の痙縮が強い場合など過剰に回外運動が起こる場合は、貼付を回外筋に変更してみましょう

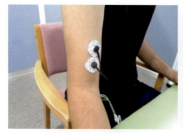
右上腕二頭筋

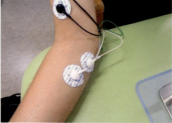
右円回内筋

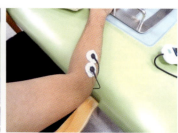
右回外筋

Step 7. 電極ケーブルのコネクタ、データロガーを接続して、バッテリパックをコントロールボックスへ取り付ける

Step 8. コントロールボックスの主電源を入れて HAL を起動する

Step 9. 患者に前腕を動かしてもらい、データロガー（もしくはコントローラ）で BES を確認する

> **ココがポイント**
> ・回内／回外とも BES が出なければ 1）タッピングをおこなう、2）反対側と同時に動かす、3）電極シール貼付位置を変更するなど姿勢や課題を変更してみましょう
> ・同時収縮様の波形に見える場合は 1）Auto モードに変更する、2）バランスを調整する、3）姿勢を変更してみましょう
> ・努力運動にならないように声掛けしましょう

Step 10. お試しでアシストを開始し、パワーユニットが正しく動くか確認する

Step 11. 前腕回内外プレートに患者の手を固定する

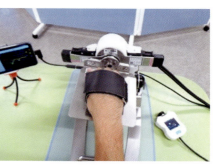
指屈曲位の固定

> **ココがポイント**
> ・前腕回内外プレートを指伸展位、指屈曲位で固定する方法があり、2種類のグリップが用意されています。患者の達成したい生活動作をイメージして選択しましょう

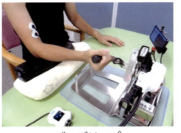
バーグリップ

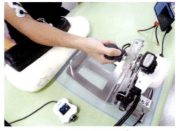
ボールグリップ

> **ココがポイント**
> ・肘の下に運動の邪魔にならないタオルやクッションを入れ、前腕回内外プレートに固定した手の高さと肘の高さを合わせましょう
> ・上腕二頭筋の痙縮が高いと、うまく回外が出来ない場合があります。その場合は、肘伸展位となるように卓上固定器具 WE の位置を調整しましょう

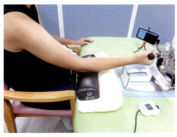
肘下のクッションと肘伸展位の調整

Step 12. コントローラからアシストの設定等を行う

Step 13. データロガーのカウント読み上げや目標回数、効果音を設定する

> **ココがポイント**
> ・軽症患者の場合、メトロノームを設定してみましょう。BPM（beats-per-minute: 1分間の拍数）を設定することで、難易度を調整することができます（データロガー内蔵機能）

Step 14. アシストを開始し、前腕の回内外運動を反復する

Step 15. 疲労感が出る前に終了する

Step 16. 患者に本日の HAL 訓練をフィードバックする

〜取り外し手順〜（①参照）

③ 手関節

（1）初期設定の目安

- 手関節の運動は、重症例では難易度が高い運動なので中〜軽症が対象です
- 手根屈筋群の痙縮が強い場合は、Assist Lev を低め、Torque を低めに設定してみましょう

中〜軽症：BRS Ⅲ〜Ⅴ　　FMA 35〜53/66 点

制御モード（CVC）	Gentle	
Assist　アシスト	Gain×30	Lev×1
BES Balance　信号バランス	Flx　100%	Ext　100%
Torque　アシストトルクの制限	60%	
※Angle Range　角度範囲	Ext　0度	Flx　80度

※手首掌背屈プレートの角度によって調整が必要です

（2）実施手順（右側の掌屈・背屈提示）

Step 1.　前腕実施手順参照（Step1-2, P38）

Step 2.　2穴アタッチメントに手首掌背屈プレートを取り付ける

Step 3.　皮膚の状態を確認する

Step 4.　手関節掌背屈の可動域、痙縮の有無を確認する

Step 5.　手首掌背屈プレートの角度を可動域に合わせて調整する

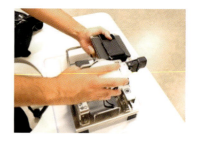

Step 6.　黒ホック2個と白ホック2個、アースの緑ホックに電極をつけ、黒電極シールを橈側手根伸筋、白電極シールを尺側手根屈筋、緑アース電極シールを上腕骨内側上顆に貼付する

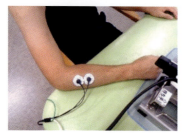
長・短橈側手根伸筋

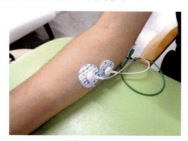
尺側手根屈筋

> **ココがポイント**
> ・手関節掌背屈の筋群には、橈側・尺側があります。基本は患者のBESを拾いやすい筋とし、慣れてくれば目的に合わせ両筋を使い分けてみましょう
> ・背屈筋：長・短橈側手根伸筋／尺側手根伸筋
> ・掌屈筋：尺側手根屈筋／長掌筋／橈側手根屈筋

Step 7. 電極ケーブルのコネクタ、データロガーを接続して、バッテリパックをコントロールボックスへ取り付ける

Step 8. コントロールボックスの主電源を入れてHALを起動する

Step 9. 患者に手関節を動かしてもらいデータロガー（もしくはコントローラ）のBESを確認する

Step 10. お試しでアシストを開始し、パワーユニットが正しく動くか確認する

Step 11. 手首掌背屈プレートに患者の手を固定する

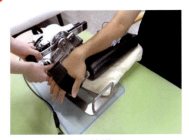
手関節掌屈

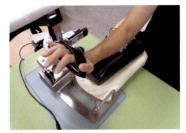
手関節背屈

Step 12. コントローラからアシストの設定等を行う

> **ココがポイント**
> ・アシスト角度の範囲は手関節背屈可動域に留意し設定しましょう
> ・コントローラ基本設定は115度ですが、手関節背屈の参考可動域70度と大差がありますので可動域を超えたアシストをしてしまう危険があります

Step 13. アシストを開始し、手関節掌背屈運動を反復する

Step 14. 疲労感が出る前に終了する

Step 15. 患者に本日のHAL訓練をフィードバックする

〜取り外し手順〜（①参照）

④ 指関節（第2指-5指MP関節屈曲・伸展）

（1）初期設定の目安

- 手指の運動は、重症例では難易度の高い運動ですので中〜軽症例が対象です
- Assist Lev が低すぎると、手関節掌背屈による代償動作となってしまいます。手関節中間位で第2指-5指MP関節屈曲・伸展が反復できる Assist Lev に調整しましょう

中〜軽症：BRS Ⅲ〜Ⅴ　　FMA　35〜53/66 点

制御モード（CVC）	Gentle	
Assist　アシスト	Gain×30	Lev×1
BES Balance　信号バランス	Flx　100%	Ext　100%
Torque　アシストトルクの制限	60%	
※Angle Range　角度範囲	Ext　0度	Flx　80度

※手首掌背屈プレートの角度によって調整が必要です

（2）実施手順

- 第2指-5指MP関節屈曲・伸展は、卓上固定器具 WE の応用です

Step 1. 手関節実施手順参照（Step1-3, P42）

Step 2. 第2指-5指MP関節屈曲・伸展の可動域、痙縮の有無を確認する

Step 3. 手首掌背屈プレートの角度を可動域に合わせて調整する

Step 4. 黒ホック2個と白ホック2個、アースの緑ホックに電極をつける

Step 5. ホックをつけた黒電極シールを総指伸筋、白電極シールを浅指屈筋、緑アース電極シールを上腕骨内側上顆に貼付する

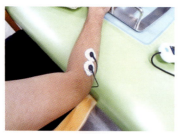
総指伸筋

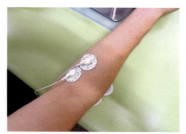
浅指屈筋

Step 6. 電極ケーブルのコネクタ、データロガーを接続して、バッテリパックをコントロールボックスへ取り付ける

| Step 7. | コントロールボックスの主電源を入れてHALを起動する |

| Step 8. | 患者に指関節を動かしてもらいデータロガー（もしくはコントローラ）のBESを確認する |

| Step 9. | お試しでアシストを開始しパワーユニットが正しく動くか確認する |

| Step 10. | 手首掌背屈プレートに患者の指を固定する |

ココがポイント
・手首掌背屈プレートに麻痺手を固定する際に、MP関節部にプレート端が来るように調整しましょう
・固定する部分が狭いので、滑り止めマット等を使用すると安定します

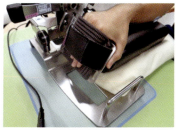
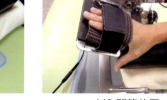

MP関節屈曲　　　　　　　　　MP関節伸展

| Step 11. | コントローラからアシストの設定等を行う |

ココがポイント
・アシスト角度範囲基本設定は115度となっており、MP関節伸展の参考可動域45度と大差があり、可動域を超えたアシストをしてしまう危険があるので注意して設定しましょう

| Step 12. | アシストを開始し、MP関節屈曲・伸展運動を反復する |

| Step 13. | 疲労感が出る前に終了する |

| Step 14. | 患者に本日のHAL訓練をフィードバックする |

〜取り外し手順〜（①参照）

3. 肩関節

（1）初期設定の目安

- 肘関節と比較して Assist Gain は大きく設定することが多いです
- 疼痛や亜脱臼に注意が必要です

重症：BRS Ⅱ～Ⅲ　　　FMA　0～34/66 点

制御モード（CVC）	Gentle	
Assist　アシスト	Gain×80	Lev×5
BES Balance　信号バランス	Flx　100%	Ext　100%
Torque　アシストトルクの制限	40%	
Angle Range　角度範囲	Ext　5度	Flx　115度

中～軽症：BRS Ⅲ～Ⅴ　　FMA　35～53/66 点

制御モード（CVC）	Gentle	
Assist　アシスト	Gain×30	Lev×1
BES Balance　信号バランス	Flx　100%	Ext　100%
Torque　アシストトルクの制限	60%	
Angle Range　角度範囲	Ext　5度	Flx　115度

（2）臥位での実施手順

- 基本的に肘関節と同じですので、異なる点のみを記載します
- 右肩には CCW タイプ、左肩には CW のパワーユニットを使用します
- 電極シールの貼付部位は、黒電極シールを三角筋前部線維、白電極シールを三角筋後部線維（または上腕三頭筋）、緑アース電極シールを鎖骨に貼付します
- パワーユニットの前腕アタッチメントを装着する部位に上腕アタッチメント（または下腿アタッチメント）を装着して、ケーブル側をセラピストが固定して肩関節の屈曲/伸展運動を行います

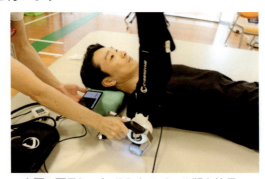

右肩に肩用ミニ台/RD トライアル版を使用

> **ココがポイント**
> ・ケーブル側を固定する時にセラピストの手に痛みが生じやすいため、タオルで被いましょう
> ・伸展運動が難しい場合は、制御モードを Auto Ext に変更してみましょう

（3）肩関節アタッチメントを使用した座位での実施手順

- 座位姿勢が左右前後に著しく傾くことなく、20分程度車椅子乗車が可能になれば座位でのHAL訓練を開始します
- 三脚とアタッチメント接続板を使用します（試作中）
- 右肩にはCWタイプ、左肩にはCCWのパワーユニットを使用します
- 電極シールの貼付箇所は、黒電極シールを三角筋後部線維（または上腕三頭筋）、白電極シールを三角筋前部線維、緑アース電極シールを鎖骨に貼付します

> **ココがポイント**
> ・臥位とは反対で、屈曲筋である三角筋前部線維に白電極シール、伸展筋である三角筋後部線維に黒電極シールを貼り付けるので間違わないようにしましょう
> ・黒電極と白電極が反対なので制御モードAutoFlx、AutoExtも臥位の反対になります。脱力時に上肢伸展運動をしたい時はAutoFlxを、脱力時に上肢屈曲運動をしたい時はAutoExtを選択しましょう
> ・パワーユニットの中心が、最終運動域での上腕骨頭の中心位置よりもやや上方に合わせて開始位置を設定するとスムーズな動きになることがあります

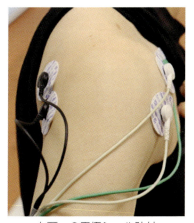
右肩への電極シール貼付

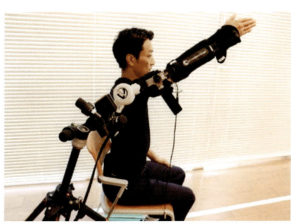
右肩にCWタイプのパワーユニットを使用

～取り外し手順～（肘関節参照）

参考文献
1) ＨＡＬ医療用単関節タイプ（ＨＡＬ-Ｍ S01シリーズ）取扱説明書
2) HAL-SJ 上肢吊り下げキット取扱説明書
3) Woytowicz EJ, Rietschel JC, Goodman RN, Conroy SS, Sorkin JD, Whitall J, McCombe Waller S. Determining Levels of Upper Extremity Movement Impairment by Applying a Cluster Analysis to the Fugl-Meyer Assessment of the Upper Extremity in Chronic Stroke. Arch Phys Med Rehabil. 2017 Mar;98（3）:456-462. doi: 10.1016/j.apmr.2016.06.023. Epub 2016 Aug 9. PMID: 27519928; PMCID: PMC5299057.

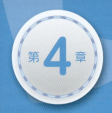

第4章 下肢麻痺への応用

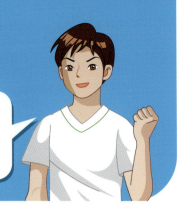

単関節HALは膝関節・足関節のリハビリにとても有効です！
上手に使用して早期自立歩行をめざしましょう!!

1. 膝関節

（1）初期設定の目安

- 重症例では分離動作が困難なので伸展が強い場合はBES BalanceのFlx割合を増やしTorqueを減らしてみましょう
- 中〜軽症例ではAssist Levを下げ、Assist GainとTorqueは運動がスムーズに繰り返されるように調整しましょう

重症：BRS Ⅱ〜Ⅲ　　FMA　5〜15/34点

制御モード（CVC）	Standard	
Assist　アシスト	Gain×60	Lev×2
BES Balance　信号バランス	Flx　50%	Ext　100%
Torque　アシストトルクの制限	100%	
Angle Range　角度範囲	Ext　5度	Flx　115度

中〜軽症：BRS Ⅲ〜Ⅴ　　FMA　16〜30/34点

制御モード（CVC）	Standard	
Assist　アシスト	Gain×80	Lev×1
BES Balance　信号バランス	Flx　80%	Ext　100%
Torque　アシストトルクの制限	80%	
Angle Range　角度範囲	Ext　5度	Flx　115度

（2）臥位での実施手順

- 座位が不安定な場合や疲れやすい場合は臥位から開始しましょう
- ベッドサイドでは下肢を安定させるために膝に三角枕を入れ、股関節と膝関節を屈曲位に保持できるようにしましょう

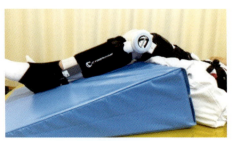

三角枕の使用

ココがポイント
- ベッド上はマットレスのため、三角枕が安定しません。プラットホームなどの硬い材質の場所で行うか、板を敷いた上に三角枕をセッティングするなどの工夫をしましょう

Step 1. 皮膚疾患がないか、汗がついてないか、乾燥していないか観察する

Step 2. 膝関節の可動域を確認する

Step 3. 下腿バーを腓骨頭からくるぶしに合わせて、足首サポータをそれぞれ選定して大腿アタッチメントと下腿アタッチメントをパワーユニットに取り付ける

ココがポイント
- 下腿バーが長いとパワーユニットと関節の運動軸がズレやすく、下腿バーが短いと足サポータから外れやすくなります
- 実際に対象者の足に合わせてから装着することで装着中のエラーが少なくなります

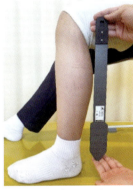

下腿バーの選定

Step 4. 黒電極シールを大腿二頭筋、白電極シールを大腿四頭筋、緑アース電極シールを大腿骨内側上顆に貼付する

ココがポイント
- アタッチメントを外側から装着するため、電極シールは内側に貼付することを推奨します
- 電極エラーが起きる場合は電極と機体が接触していないか確認しましょう
- ケーブルの走行と電極ケーブルのコネクタが逆方向に向いていると電極が牽引され剥がれる原因となります

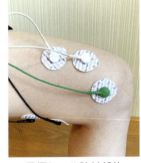

電極シール貼付部位

Step 5. 電極ケーブルのコネクタとデータロガーを接続する

Step 6. 主電源を入れ、BESとパワーユニットが正しく動くかを確認する

Step 7. 大腿アタッチメントと下腿サポータを装着し、ベルトを仮止めする

ココがポイント

- 各アタッチメントとパワーユニットをあらかじめ連結しておくと装着時間の短縮になります
- ①腰ベルト→②足サポーター→③大腿アタッチメント→④下腿アタッチメントの順番で装着することでズレを最小限にできます

Step 8. 膝関節を屈曲伸展しパワーユニットと関節の運動軸にズレがないことを確認し、仮止めしていたベルトを本締する

Step 9. 運動開始する前に関節軸とパワーユニットの運動軸にズレがないか確認する

ココがポイント

- 大腿と大腿アタッチメント間に隙間があると機体のブレや適切なアシストを受けられない原因となります。タオルなどを用いて隙間を埋めるとよいでしょう

Step 10. コントローラからアシスト設定をし、反復運動を行う

ココがポイント

- BES が微弱で十分な Assist が得られない場合は、Assist Lev × 1 を × 2 → 5 → 10 → 20 と段階的に増やすことでアシストが得られることがあります
- BES の屈曲信号と伸展信号のバランスを調整することで、どちらか一方を強調したアシストが得られるように調整することができます

新人あるある

▶ **機体がガクガク揺れる、急に膝関節の伸展運動が起きてびっくり！**

→初期設定のアシスト量が高いことが予想されます。まずはアシスト量を低い設定から開始し徐々にアシスト量を増やしましょう

→あらかじめ BES バランスの伸展バランスを 80 ～ 60％に設定することで急な伸展運動を防止することができます

Step 11. 疲労感が出る前に終了する

Step 12. 患者に本日の HAL 訓練の効果をフィードバックする

～取り外し手順～（肘関節参照）

下肢麻痺への応用

（3）座位での実施手順

- 座位が安定しより抗重力活動を得たいときは座位でおこないます
- 手順は臥位とほぼ同じですが以下にポイントを記載します

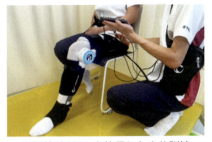

単関節膝HALを使用した座位訓練

ココがポイント

- 座位がやや不安定、易疲労性の場合は臥位にて機体を装着し装着後に座位にしますが、姿勢変換後にパワーユニットと関節の運動軸がずれることが多いため運動を開始する前に再調整が必要です
- ベッドサイドで行う場合はマットレスが柔らかいと座位保持が不良となるので、プラットホームなど座面が硬い材質のものを用意しましょう
- 40cm程度の高さの椅子では足底がひっかかることがあるため、高座位で行うことをお勧めします

73歳、男性。　左脳梗塞後の右片麻痺・膝折れに対する単関節HAL（膝）

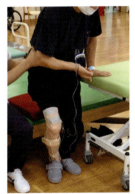

膝折れのため立位不可

HAL 前

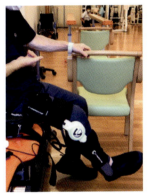

座位単関節HAL訓練の様子

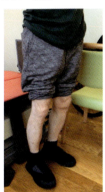

立位可能

HAL 後

制御モード（CVC）	Standard	
Assist　アシスト	Gain×80	Lev×1
BES Balance　信号バランス	Flx　80%	Ext　100%
Torque　アシストトルクの制限	80%	
Angle Range　角度範囲	Ext　5度	Flx　115度

単関節HALの初期設定

患者さんの言葉

- どうやって動かすか、力を入れるか、分からなかったけど、HALを付けた後は感覚がわかるようになりました
- 自分の足の感覚が少し戻った感じがします

（ご本人の承諾を得ています）

（4）立位での実施手順

- 立位の安定や膝折れの改善のためにおこないます
- 手順は臥位とほぼ同じですが以下にポイントを記載します

ココがポイント

- 単関節HALは起立動作を想定していませんのでパワーユニット遠位の接続部と下腿バーが破損する可能性があります
- 単関節HALのみでの運動は転倒の危険があり手すりや免荷機器の併用が必要です
- 立位で装着する場合は、重力の影響により機体がずり下がりやすいため腰ベルトをしっかりと締め、大腿アタッチメントとの連結を忘れないようにしましょう
- 臥位・座位と比較して、BESが検出されやすくなります
- 同時収縮を検出してしまい機体がガクガク揺れ、突発的に膝関節屈曲アシストが表出され片脚立位となり姿勢が崩れる場合があるので注意しましょう

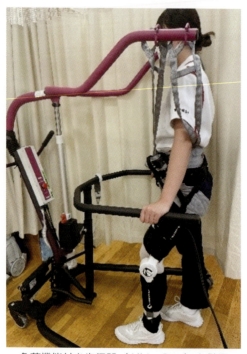

免荷機能付き歩行器（All-In-One）を併用

新人あるある

▶ 立位で実施する時、膝折れを避けるために通常よりも高くアシストレベルを設定してしまった！
→高いアシストレベルは逆に転倒リスクを高めてしまいます。アシストレベルは通常通りに設定しましょう

2. 足関節

（1）初期設定の目安
- BES が弱くパワーユニットが駆動しない場合はアシストの増加で対応しましょう
- 運動感覚が不明確な場合は他動運動で運動の方向付け、感覚入力を行ってみましょう

重症：BRS Ⅱ～Ⅲ　　FMA　5～15/34 点

制御モード（CVC）	Standard
Assist　アシスト	Gain×60　　Lev×2
BES Balance　信号バランス	Flx　100%　　Ext　80%
Torque　アシストトルクの制限	100%
Angle Range　角度範囲	Ext　30度　　Flx　85度

中～軽症：BRS Ⅲ～Ⅴ　　FMA　16～30/34 点

制御モード（CVC）	Standard～Gentle
Assist　アシスト	Gain×70　　Lev×1
BES Balance　信号バランス	Flx　100%　　Ext　80%
Torque　アシストトルクの制限	100%
Angle Range　角度範囲	Ext　30度　　Flx　85度

（2）実施手順
- 使用するパワーユニット右足には左回転 CCW タイプ、左足には右回転 CW タイプを使用します
- 臥位、座位ともに手順は同じです

Step 1. 下肢に皮膚疾患がないか、汗がついてないか、乾燥していないか観察する

Step 2. 足関節の可動域を確認する

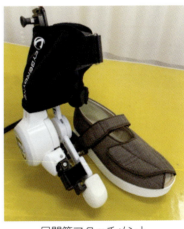

足関節アタッチメント

Step 3. 足関節アタッチメントにパワーユニットと専用シューズを取り付ける

> **ココがポイント**
> ・足関節アタッチメントは外果の高さに調整し、足関節の運動軸とアタッチメントの回転軸を合わせます
> ・作動させる前に他自動での運動を行い、痛みがないか、運動軸は適切か確認しましょう

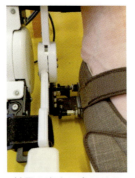
外果の高さに合わせる

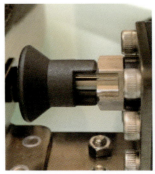
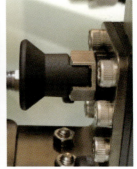
黒いピンを引き調整

Step 4. 黒電極シールを前脛骨筋、白電極シールを下腿三頭筋、緑アース電極シールをサポータとぶつからないところに貼付する

Step 5. 電極ケーブルのコネクタとデータロガーを接続する

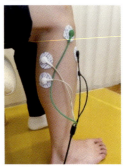
電極シール貼付部位

Step 6. パワーユニットの軸合わせ、フィッティングをおこなう

> **ココがポイント**
> ・関節軸と足関節アタッチメントの回転軸にズレがないことが確認できたら各サポータを適切に締め直すことで円滑に運動することができます
> ・臥位・座位ともに重力の影響や動作反復により次第に足関節のアタッチメントの回転軸にズレが生じる場合があるので適宜アシストを中断し修正しましょう

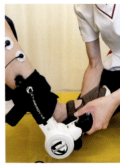
軸合わせをしているところ

Step 7. 主電源を入れ、BES を確認したあとアシスト設定をおこなう

ココがポイント
- BRS Ⅳ以上でないと足関節の背屈運動は患者さん自身でスムーズに動かすことは困難です
- BRS Ⅲ以下の患者さんで足関節 HAL を実施する場合は介助しながら行いましょう
- 背屈運動が上手くおこらない場合は BES Balance を背屈方向（屈曲）にすると運動を誘発できることがあります

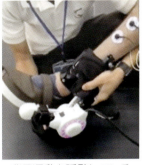

背屈運動を誘発しているところ

Step 8. 疲労感が出る前に終了する

Step 9. 患者に本日の HAL 訓練の効果をフィードバックする

～取り外し手順～（肘関節参照）

memo

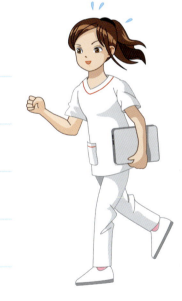

参考文献
1) HAL 医療用単関節タイプ（HAL—M S01 シリーズ）取扱説明書
2) HAL 単関節タイプ 専用アタッチメント 足関節アタッチメント取扱説明書
3) HAL-SJ モニタ搭載データロガー取扱説明書 第6版
4) HAL-MS01 医療用単関節安全使用講習資料 FOM-417 ver.2
5) Duncan PW, Goldstein LB, Horner RD, et al. Similar motor recovery of upper and lower extremities after stroke. Stroke. 1994;25（6）:1181-1188.
6) 赤星 和人、才藤 栄一ら；Fugl-Meyer 評価法による"脳血管障害の総合的身体機能評価"に関する検討. リハビリテーション医学. 1992；29（2）. 131 - 136.

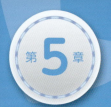

HALがうまく動いてくれない！どうしたらいいの？

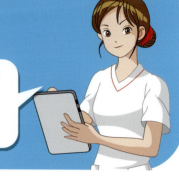

目的筋の興奮性や随意性を高めるアプローチや拮抗筋の痙縮を抑制するアプローチを知って上手にHALを活用しよう！

1. 生体電位信号がうまく取れない時の対応

- HALは生体の微弱な生体電位信号を感知することから、患者さん自身が筋を賦活しやすい、つまり生体電位信号を発生させやすい状態を作ることが大切です
- 座位よりも臥位のほうが患者さんはリラックスできます。目的の関節運動を意図しやすいポジショニングを工夫することで生体電位信号を検出しやすくなります
- 弛緩性麻痺の場合はその筋の興奮性、随意性を高めるアプローチを先行してからHALを装着したほうが、生体電位信号を捉えやすいです
- 若年者で屈筋・伸筋ともに痙縮が伴っている場合は、痙縮を抑制するアプローチを先行してからHALを装着したほうが、生体電位信号を捉えやすくなります

2. 促通反復療法

- 促通反復療法は、鹿児島大学 川平和美名誉教授が手技を考案・体系化した運動療法です。使用頻度依存的に損傷脳における可塑性が発現し、それに対応した麻痺肢の回復が得られることを理論的背景とし、患者さんの運動努力のもと、促通手技や注意喚起によって意図した運動を実現させ、それを高頻度に反復し、大脳皮質から脊髄前角細胞までの神経路の再建・強化を効率的に図ることを目標とした治療法です
- 具体的には、治療者による促通刺激、すなわち、徒手的な操作や刺激による伸張反射や皮膚筋反射と、患者さん自身の運動の意図をタイミングよく同期させます。治療者による「ハイ、伸ばして！」という聴覚刺激とともに患者さん自身も患肢を注視することで、視覚的にも運動の実現を感覚入力します。1つの運動パターンについて、数分間で100回程度集中反復することで、シナプスの伝達効率を向上させ、組織学的結合を強固にすることで、新たな神経回路の再建・強化を目指します
- 促通反復療法の効果は、運動障害の指標であるFMAや物品操作能力の指標であるARATを用いて示されており、回復期ではBRS Ⅲ（共同運動レベル）以上、慢性期ではⅣ（分離運動の出現）以上で有用性が検証されています

- 促通反復療法は患者さんの忍容性も高く、適応も広く、HALを用いる前に筋の興奮性を高めるコンディショニングとしても非常に有用です
- 重度麻痺の症例には、後述する神経筋電気刺激との同時併用や、振動刺激による痙縮抑制との併用で相乗効果を期待することもできます

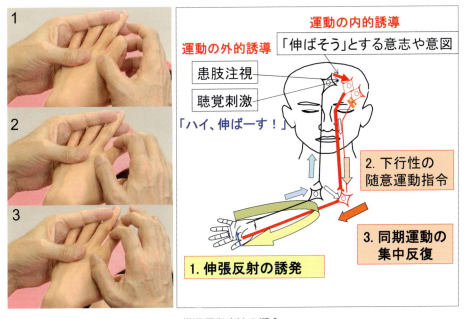

促通反復療法の概念

単関節HAL、促通反復療法、併用療法の対比

	単関節HAL	促通反復療法	併用療法
理論的背景	共通		
適応の広さ	○	○	◎
訓練量・頻度	◎	◎	◎
部位や運動方向の柔軟性	○	◎	◎
課題特異性	◎	◎	◎
ADLへの汎化	△	○	○
患者の運動主体感	◎	○	◎
セラピストの主体感/充実度	○	◎	◎
物理療法の併用	○	◎	◎
セラピストの研修時間	◎	△	◎
セラピストの身体的負担	◎	△	◎
時間効率	△	◎	○
患者の集中持続	◎	○	○
重度麻痺	○	○	○
Sensory feed back	○	○	◎
ボツリヌス療法との併用効果	◎	○	◎
訓練時間	20分	30〜40分	50〜60分

◎：とても良い　　○：良い　　△：やや劣る
※併用療法：単関節HAL＋促通反復療法

3. 神経筋電気刺激

- 感覚閾値以上／運動閾値未満の電気刺激を促通反復療法と同時併用することによって、促通効果や筋力改善効果を増幅することができます
- フットスイッチを用いて、目的筋の促通手技に同期させて電気刺激を与える方法もあり、HALを用いる前のコンディショニングとして非常に有用です

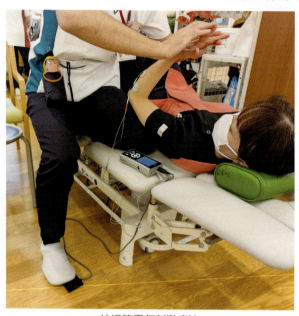

神経筋電気刺激療法

4. 振動刺激

- 痙縮筋を持続伸張した状態で直接振動刺激を与え続けると、当初は痙縮が一時的に増強しますが5分以上継続すると痙縮が緩和します
- これを振動刺激痙縮抑制法といいます。痙縮によりHALがスムーズに作動してくれない時は、HAL装着前に振動刺激を用いて痙縮を抑制すると解決するかもしれません

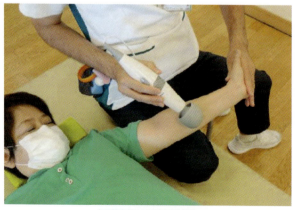

振動刺激痙縮抑制法

▶ **Heterotopic triggered HAL 法（T-HAL 法）とは**
　清水らは、脊髄損傷完全四肢・対麻痺患者に対して、本来の主動作筋ではない残存筋を HAL のトリガーとして選択することで、完全麻痺肢の随意的訓練を行う方法を考案し Heterotopic triggered HAL 法（T-HAL 法）と名付けています。生体電位信号を感知できない脳卒中後の完全片麻痺にも応用できる方法です。

memo

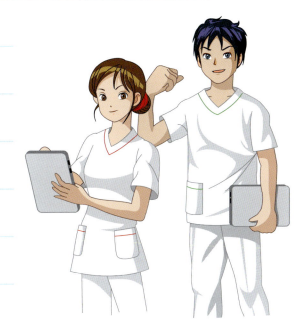

参考文献
1) 川平和美, 他：片麻痺回復のための運動療法－促通反復療法「川平法」の理論と実際. 第 3 版, 医学書院, 2017, 2-10.
2) Shimodozono M, et al：Repetitive facilitative exercise under continuous electrical stimulation for severe arm impairment after sub-acute stroke: a randomized controlled pilot study. Brain Inj 28: 203-210, 2014.
3) Noma T, et al：Anti-spastic effects of the direct application of vibratory stimuli to the spastic muscles of hemiplegic limbs in post-stroke patients: a proof-of-principle study. J Rehabil Med:44:325-30, 2012
4) 清水如代, 他：脊髄損傷完全四肢麻痺・対麻痺者に対する随意的麻痺肢訓練：Heterotopic triggered HAL（T-HAL）法. 関節外科　基礎と臨床　42 巻 5 号（2023 年 5 月発行）

第6章 HALを使えるようになるにはどうしたらいいの?

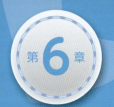

習って、使って、勉強会に参加しよう!!

1. HAL安全使用講習とインストラクターによる指導

- CYBERDYNE株式会社によるHAL使用安全講習をうけられます
- HAL医療用単関節タイプインストラクターの指導をうけましょう

連絡先：
CYBERDYNE株式会社
TEL 029-869-8448

大学の講義も！

日本福祉大学健康科学部リハビリテーション学科理学療法学の講義「理学療法持論」の中で「ロボットスーツHAL」の安全使用講習が開催されました（愛知県2023年）。また、鈴鹿医療科学大学リハビリテーション学科にも同様のカリキュラムがあります（三重県）。受講後にCYBERDYNE株式会社から学生へ安全講習会修了証が授与されます。

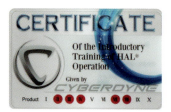

安全講習会修了証

▶ HALインストラクターをめざそう

全国の病院に約30人のHALインストラクターがいます。専門に応じて、HAL医療用単関節タイプとHAL医療用下肢タイプがあります。CYBERDYNE株式会社による筆記試験、実技試験に合格しなければなりません。

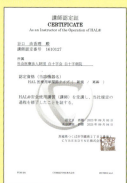

HAL医療用単関節タイプ
インストラクター修了書

2. 医師・看護師の役割

- HALの適応患者さんの判断は脳卒中の病状を把握した主治医がおこないます
- 主治医は患者さんとその家族にHALの安全性と有用性を説明し同意を得ます
- 看護師は患者さんの精神面でのサポート、他職種との情報共有をおこないます
- 施設ごとのHALリハビリにおける看護手順作成が勧められます

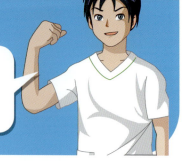

白十字病院での単関節HAL® を用いたリハビリテーションにおける看護基準

看護の必要性	単関節HAL®を用いたリハビリテーションは、脳卒中急性期の身体の状態に合わせて臥位、座位、立位と様々な姿勢で集中的に行える利点がある。しかし患者の身体能力や高次脳機能障害により適応性を考慮し、安全を第一に考えた援助が必要とされている。 単関節HAL®の装着や実施は、ロボットスーツHAL®と比較すると小人数で対応できる。そのため多職種の人員が減る休日や祭日も、リハビリテーション実施可能である。多職種と協働し継続的にリハビリテーション介入していくことが可能となる。 看護分野では全身状態管理の下、協働でリハビリテーションを実施して、重篤化回避や脳疲労に対して休息を考慮しながら、戸惑い・不安などに対しても精神的サポートを行うことが必要とされている。
目標	1）単関節HAL®を用いたリハビリテーションの目的・適応・手順を理解し、安全かつ適切に実施することができる 2）単関節HAL®を用いたリハビリテーション実施時、患者の状態観察および管理ができる 3）単関節HAL®を用いたリハビリテーションによる脳疲労や苦痛を最小限にし、継続的なリハビリテーションに取り組むことができる
具体的内容	1）必要物品および患者の準備を行う（単関節HAL®装着肢位側では点滴は避ける） ① 必要物品を準備する ② 事前に排泄を済ませ、電極シールを貼用し装具を装着する 2）脳疲労や身体的苦痛がなく、安全に実施する ① 単関節HAL®リハビリテーション実施時間を確認し、事前に疼痛コントロールを行う ② 安全に単関節HAL®リハビリテーションが実施できるよう環境を整え、安全面に注意する ③ バイタルサインや脳疲労状況、身体的苦痛、患者の訴えを記録に残す 3）心理面の変化を把握し精神的サポートをする ① 単関節HAL®を用いたリハビリテーション実施前の不安に思うことを傾聴する ② チーム（医師・看護師・セラピスト）で患者を支えていることを伝える ④ 自己表現しやすい環境を作る

白十字病院での単関節 HAL® を用いたリハビリテーションにおける看護手順

行動目的	手順・具体的内容	留意点
1. 物品の準備が出来る	1）必要物品を準備する 　単関節HAL®、装具、電極ケーブル、電極シール、テープ（電極止め用）、コントローラーと収納ポーチ、ベルト、サポーター、アタッチメント、延長コード、血圧計、SPO２・心電図モニター、時計、ストップウォッチ、全身用鏡、ベッド・車椅子・歩行器、タオル 2）単関節HAL®の条件を患者に合わせる 　肘・手首・大腿・膝・下腿の周径を測定する	・必要物品の不足及び破損の有無を確認し、単関節HAL®によるリハビリが安全かつスムーズに実施できるよう事前に点検を行う
2. 患者の準備ができる	1）清潔ケアや検査時間と単関節HAL®実施時間を調整する 2）単関節HAL®開始前のバイタルサイン測定や全身状態の記録を行い、気分不良がないことを確認する 　バイタルサインや自覚症状に異常を認めた場合は、安静にして、速やかに医師へ報告し指示を確認する	・単関節HAL®実施には１時間程度時間を要するため、疲労面を考慮し、可能な限りHAL®実施前後の処置・ケアは避ける ・単関節HAL®を装着した状態での排泄は非衛生的であり、また着脱に時間を要し患者の負担となるため、装着前に確実に排泄誘導を行う

行動目的	手順・具体的内容	留意点
2. 患者の準備ができる	3）疼痛コントロールが必要な場合は、単関節HAL®実施時間を確認して、鎮痛薬の使用時間を調整する 4）尿意・便意の有無を確認し、必要時介助する 5）単関節HAL®実施に適した服装に更衣、介助を行う 6）電極シール貼用の介助をする 　単関節HAL®実施部位に電極シールを貼用する 　〈上肢〉肘関節・手関節 　　屈筋：黒2個　伸筋：白2個 短いリード2個ずつ 　　基準電極：緑　1個 　〈下肢〉膝関節・足関節 　　屈筋：黒2個　伸筋：白2個 短いリード2個ずつ 　基準電極：緑　1個 　発汗が多い場合はふき取り、テープで補強する 　電極シール貼用部が毛深い場合は除毛する（除毛時は患者に必要性を説明し同意を得る） 7）単関節HAL®装着前に、臥位・起き上がり・座位保持・立ち上がり・立位保持・歩行状態を確認し記録に残す	・下肢の時はズボンを着用。更衣時は羞恥心に配慮し、必用最小限のスタッフで更衣・電極シール貼用の介助を行う ・電極シール貼用部位は、筋収縮の強さに応じてその都度リハビリスッフが決定するため、部位を確認しながら貼布する
3. 環境の準備ができる	1）患者の全身状態で、医師が単関節HAL®を行う時間・場所を決定するため、決定状況を確認し患者に説明する 2）リハビリ実施場所に不要な物品（車椅子・ベッド・歩行器等）がないことを確認する	・リハビリが安全かつスムーズに実施できるよう単関節HAL®実施場所の不要な物は除去し、環境調整を行う
4. 身体的な苦痛がなく安全に実施することができる	1）医師・セラピストが中心となり単関節HAL®の装着を行うため、必要時介助を行う（固定・電極とリード線の装着） 2）単関節HAL®装着に伴う疼痛の有無を確認する（疼痛出現時には原因をアセスメントし対処する） 3）単関節HAL®の介助を、セラピストと協働して行う 4）単関節HAL®実施中のバイタルサイン測定と記入、バイタルサインや自覚症状に異常を認めた場合は、速やかに医師へ報告し、対応について指示を確認する 5）単関節HAL®実施中は、患者の疲労や気分不良の有無、表情を観察し、適宜休息を取り入れる 6）点滴などライン類は整理し誤抜去を予防する 　装着する部位側は点滴を避ける	・単関節HAL®による慣れないリハビリに恐怖心を抱く患者もいるため、必要に応じスタッフが付き介助する ・バイタルサインに異常がある場合は速やかに医師に報告する。また、疲労感が強い場合は休息を促す
5. 心理面の変化を把握し精神的サポートが出来る	1）単関節HAL®実施前の不安に思う事を傾聴する 2）単関節HAL®実施時にそばに付き添い見守る 3）患者の状況に合わせた声掛けを行う 4）自己表現しやすい環境を作る 5）家族のサポートを得る 6）チーム（医師・看護師・リハビリスタッフ）で患者を支えていることを伝える	・不安の訴えがあった場合は、原因をアセスメントし、改善に努める ・単関節HAL®前後の動きを比較し、患者が客観的に状態変化を認識できるような声掛けを行う ・悲観的な考えに陥らないよう注意する

行動目的	手順・具体的内容	留意点
6. 記録、後片づけができる	1）評価法に沿い、実施状況を記録する 2）単関節HAL®終了後、座位、臥床時のバイタルサイン測定や、皮膚トラブルの有無、疲労状況を確認し記録する 3）単関節HAL®の取り外し、電極シール除去を介助する 4）単関節HAL®除去後の起き上がり、座位保持、立ち上がり・立位保持・歩行状態を確認し記録する 5）物品の後片付けを行う	・電極を外す際は、カーテンを使用し羞恥心に配慮する ・電極シールを除去する際は皮膚剥離などトラブルが生じないよう留意し観察を行う

ココがポイント

あれ！単関節HAL装着肢に点滴が！
急性期リハビリでは点滴部位に注意しよう！ 単関節HAL装着肢位側での点滴はさけてもらいましょう。

脳出血患者さんの高血圧に注意！
脳出血患者さんの超急性期リハビリでは高血圧に注意しよう！ 血圧が上ったら休息をとり血圧が安定してからリハビリを再開しましょう。

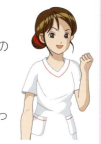

3. HALの勉強会、研究会

- 日本脳神経HAL研究会が年1回福岡、京都、筑波で開催されます（第1回2013年）
- 九州HAL愛好会、甲信HAL研究会など地方ごとの勉強会があります

連絡先：CYBERDYNE株式会社　TEL 029-869-8448

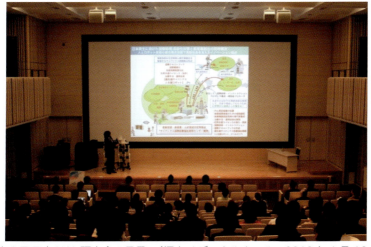

第1回日本HAL研究会の風景　（福大メディカルホール、2013年1月12日）

4. 白十字病院での新人教育プログラムと HAL カンファレンス

- 白十字病院では様々な HAL に対応出来るように教育プログラムを作成しています
- 毎週 1 回医師、看護師、リハビリスタッフ合同 HAL カンファレンスをおこなっています

HAL 教育プログラム（白十字病院、白十字リハビリテーション病院）

区分		目標達成レベル	獲得手段
基礎知識	安全使用講習を受講する	HALの仕組みを理解できる	安全使用講習
		HALの適応がわかる	
		HALの取り扱いができる	
業務スキル	HAL開始前	HAL開始までの手順を理解し、実践できる	コアメンバーの確認
		患者・家族にHALの説明ができる	
	HAL実施 （肘、前腕、肩、手、手指、膝、足それぞれ）	患者がHALが開始できる状態であるか確認できる	
		動画撮影ができる	
		患者に合わせてHAL実施の体位を設定・変更することができる	
		患者に合わせて必要なHAL物品を準備することができる	
		各種アタッチメントやバーを組み立てることができる	
		屈筋と伸筋、アース用に電極を貼付することができる	
		HALを装着することができる	
		患者に合わせてアシスト設定・変更ができる	
		患者に合わせて目標運動回数を設定・変更できる	
		取り外し、片付けができる	
	HAL終了	終了の目安をつけることができる	
		効果判定をすることができる	
重症度レベル	リスクの低い症例に対して監視のもと実践できる		
	リスクの低い症例に対して自立して実践できる		
	リスクの高い症例に対して監視のもと実践できる		
	リスクの高い症例に対して自立して実践できる		
	実践の指導ができる		
カルテ記録	記録内容を理解する		
	主治医の許可・指示を記録できる		
	アシスト設定などを記録できる		
院内多職種カンファ	参加・見学する		
	助言下で資料作成・発表できる		
	自立して資料作成・発表できる		
	資料作成・発表の指導ができる		
CYBERDYNE社との協議	機器取り扱いに関する問い合わせができる		指導者の確認
	基本以外の応用使用に関する問い合わせができる		
	学術的な疑問に関する問い合わせができる		
	現場の要望に関する協議ができる		
九州HAL愛好会 （年2回）	参加する		コアメンバーもしくは指導者の確認
	助言下で資料作成・発表できる		
	自立して資料作成・発表できる		
	資料作成・発表の指導ができる		
HAL研究会 （年1回）	参加する		
	助言下で資料作成・発表できる		
	自立して資料作成・発表できる		
	資料作成・発表の指導ができる		
その他学会発表 脳卒中学会や 各学術研修会等	助言下で資料作成・発表できる		
	自立して資料作成・発表できる		
	資料作成・発表の指導ができる		
論文投稿	助言下で資料作成・発表できる		指導者の確認
	自立して資料作成・発表できる		
	資料作成・発表の指導ができる		
安全使用講習講師になる			CYBERDYNE社によるテスト、実技テスト、講習のチェックを受ける

目安期間																	
レベル1：実践ができる　　　入職～2年														レベル2：コアメンバーとして活動できる			レベル3：指導者
2か月			3か月			4か月			7か月		10か月	1年6か月	2年	3年	4年	5年	6年～
見学	補助	実践	見学	補助	実践	見学	補助	実践	補助	実践	実践	実践	実践	実践	実践	実践	実践
		●															
		●															
		●															
			●	●			●	●		●							
			●	●			●			●							
			●	●				●									
			●	●				●									
			●	●				●		●							
			●	●				●		●							
			●	●				●		●							
			●	●				●		●							
			●	●				●		●							
			●	●		●	●	●		●	●						
			●	●		●	●			●	●						
			●	●			●	●		●							
			●			●	●		●		●						
			●			●	●		●	●							
									●	●							
											●						
												●					
													●				
														●	●		
			●	●				●									
			●	●				●									
			●	●				●									
									●	●							
											●	●					
												●	●				
																	●
														●			
														●			
														●			
													●	●			
														●			
															●		
																	●
														●			
														●	●		
															●	●	
															●	●	
																●	
																	●
															●	●	
																●	●
																	●
																	●

> **ココがポイント**
>
> **HAL カンファレンスとビデオ撮影**
> HAL カンファレンスにはビデオ撮影が大切です。同じ環境で、HAL 開始前後の比較が出来るように撮影しましょう。また、撮影するときは患者さんと家族の同意が必要です。学会発表や論文作成に役立ちます。

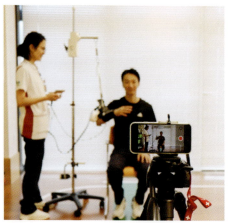

ビデオ撮影風景

memo

参考文献

1) 濱田緒美 et al. ロボットスーツ HAL を用いた脳卒中超急性期リハビリテーションの適応と安全性について. 臨床と研究. 2012 89 巻 5 号 136-141
2) 竹下恵美 et al. ロボットスーツ HAL を用いた急性期リハビリテーションにおける看護の実際 - 看護手順の紹介と看護師の役割. BRAIN NURSING. 2013 vol.29 no.8
3) T.Ueba et al. Feasibility and Safety of Acute Phase Rehabilitation After Stroke Using the Hybrid Assistive Limb Robot Suit. Neurol Med Chir（Tokyo）53, 287-290, 2013

HALを使えるようになるには どうしたらいいの？

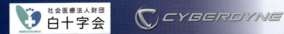

1日でも早く社会復帰されることを目指して

当院では装着型サイボーグHAL® を導入しています

■「下肢機能の向上や自立」を促進

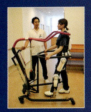

HAL® 下肢タイプ
脳卒中などの後遺障害で下肢が動かしづらくなってしまった方でも、HAL®を使って生体電位信号にもとづいた運動を繰り返し行うことで、脳神経・筋系の繋がりが促進され、身体機能の維持向上や自立度を高めることが期待されます。

■ 各関節の集中的なリハビリをサポート

HAL® 単関節タイプ（肘）　　HAL® 単関節タイプ（足関節）

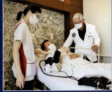 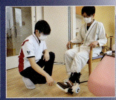

■ お問い合わせ先

社会医療法人財団 白十字会 白十字病院
脳卒中相談窓口
HAL担当者直通：☎ 070-7666-3100

〒819-8511
福岡市西区石丸4-3-1 代表：092-891-2511

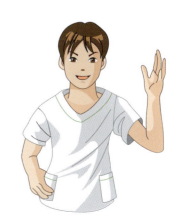

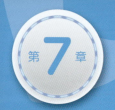
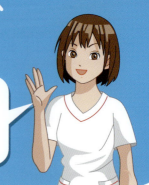

第7章 HALの種類、レンタル料、保険適応は?

HALの種類・レンタル料・保険適応を知って
上手に活用しよう!
便利な周辺機器もたくさんあるよ!

1. 単関節HALの種類とレンタル料金

- 医療用単関節タイプと自立支援用単関節タイプの2種類があります
- 医療機関で使用されるのは医療用単関節タイプです
- 医療機関でのレンタル料金はおよそ8万円/月です(2024年1月)

ココがポイント

様々なタイプが充実

HALの種類には単関節HALタイプ以外にも、医療用下肢タイプ、自立支援用下肢タイプ、介護・自立支援用腰タイプ、作業支援用腰タイプなど用途に応じて様々なタイプがあります

訪問リハビリにも最適

単関節HALタイプは軽量で取り扱いも容易ですので、訪問リハビリにも最適です

2. 単関節HALの保険適応について

- 運動量増加機器加算として月一回に限り150点を所定点数に加算できます

(2020年7月31日)

ココがポイント

リハビリは誰がしても医療保険を算定できるの

リハビリは、理学療法士や作業療法士だけでなく、医師または看護師でも医療保険を算定可能です。ただし、施設基準Ⅰ-Ⅱの保険点数は理学療法士・作業療法士・言語聴覚士・医師以外は算定できません。単関節HALを使用した場合も同様に、1単位20分で算定できます。例えば60分リハビリを実施した場合は3単位分の疾患別リハビリテーション料が算定できます。

3. 単関節HALの周辺機器

- アタッチメントを交換することにより、肩、肘、手首、膝、足首など様々な関節部位のリハビリを行うことができます
- 卓上固定器具WEを使用すれば肘や手首など様々な運動メニューが行えます
- 上肢吊り下げキットはセラピストの補助なく肘と肩の協調的なリハビリが可能です
- モニタ搭載データロガーでデータの集積・記録が可能です

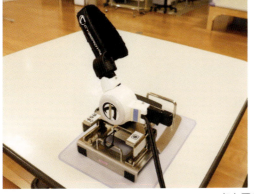 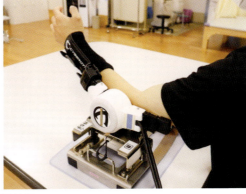

卓上固定器具 WE

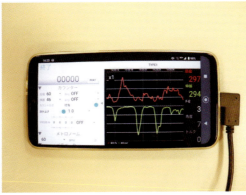

HAL 単関節タイプモニタ搭載　データロガー

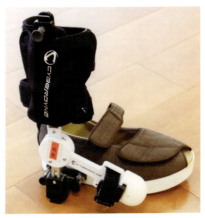 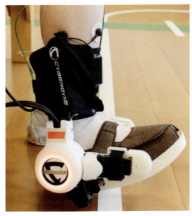

足関節アタッチメント

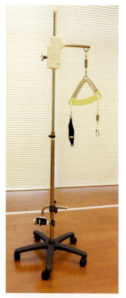 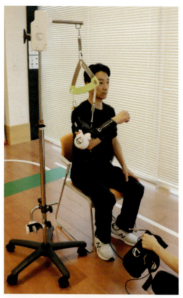

HAL 単関節タイプ上肢吊り下げキットと専用スタンド

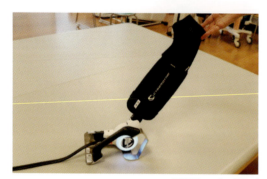 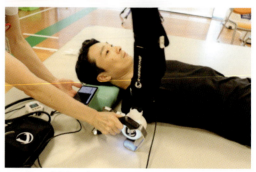

肩用ミニ台/RD トライアル版 （臥位用）

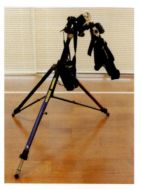 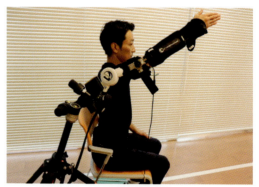

肩アタッチメント （座位用）

参考文献

1) HAL 医療用単関節タイプ（HAL-MS01 シリーズ）取扱説明書
2) HAL-SJ 卓上固定器具 WE（肘・手首用）取扱説明書
3) HAL-SJ モニタ搭載データロガー取扱説明書

資料請求先：CYBERDYNE 株式会社　TEL 029-869-8448

memo

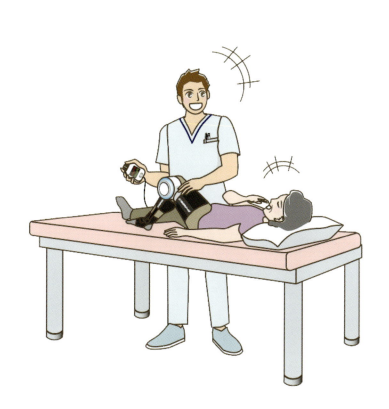

第8章 脳卒中後遺症、整形外科術後にも使える単関節 HAL

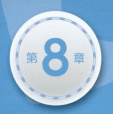

単関節 HAL は片麻痺だけでなく色々な疾患に使えます!!

1. 脳卒中後遺症

- 脳卒中後上肢痙性麻痺に対して、ボツリヌス療法と単関節 HAL（肘）を併用したリハビリテーションは上肢痙性麻痺を改善させ上肢機能を改善する効果がえられています
- 脳卒中後下肢痙縮に対して、選択的脛骨神経縮小術と単関節 HAL（足関節）を組み合わせることでクローヌスの消失と内反尖足に対する治療効果がえられています

2. 整形外科術後

- 術後 C5 麻痺に対する単関節 HAL（肩）を使用したリハビリテーションは肩関節周囲筋群の連携・複合動作を改善し速やかな回復がえられています
- 肩関節術後腕神経障害に対する単関節 HAL（肩）を使用したリハビリテーション、あるいは股関節術後大腿神経麻痺に対する単関節 HAL（膝）を使用したリハビリテーションでは、モニターで生体電位信号を確認することで麻痺の回復が可視化され、積極的なリハビリが可能となり良好な改善がえられています
- 膝関節術後に単関節 HAL（膝）を使用したところ、疼痛の増強なく膝関節運動が可能で効果的に extension lag を減少させ早期の回復を実現しています

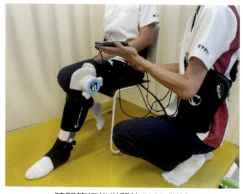

膝関節術後単関節 HAL 訓練

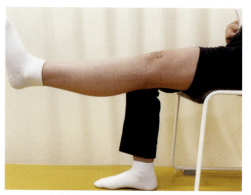

訓練後 extension lag の改善

72歳、女性。　頚椎椎弓形成術後右C5麻痺に対する単関節HAL（肩）

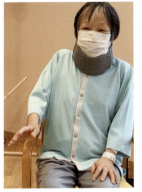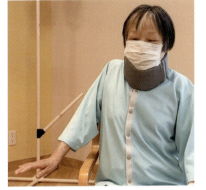

HAL開始前の右上肢の状態（左：屈曲位、右：外転位）（術後4日目）

制御モード（CVC）	Gentle	
Assist　アシスト	Gain×2	Lev×5
BES Balance　信号バランス	Flx　50%	Ext　100%
Torque　アシストトルクの制限	50%	
Angle Range　角度範囲	Ext　5度	Flx　115度

単関節HALの初期設定

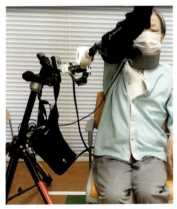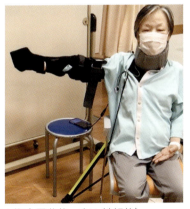

HALリハビリ中の様子（左：複合屈曲位、右：外転位）

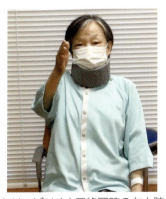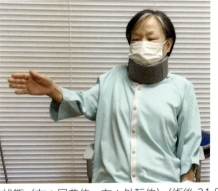

HALリハビリ14回終了時の右上肢の状態（左：屈曲位、右：外転位）（術後31日目）
（ご本人の承諾を得ています）

ココがポイント

単関節 HAL を使用しても痛みを増強しない！

初期の段階では術後などの疼痛を伴う症例には HAL の使用は禁忌とされていました。ある時、新人が膝関節術後に単関節 HAL を装着したところ疼痛の増悪なくとてもスムーズに回復がえられました。この経験から HAL は術後にも使用されるようになったのです。まさに、「コロンブスの卵」です。

コロンブスの卵を見つけよう

「コロンブスの卵」とは、一見誰でも簡単にできてしまいそうなことでも、最初に行うのは難しいということを意味します。また、「誰も気づかなかったこと、盲点」という意味もあります。紹介させていただいた以外にもまだまだ多くの疾患や術後に単関節 HAL は応用できると思います。是非、新たな「コロンブスの卵」を見つけてください。

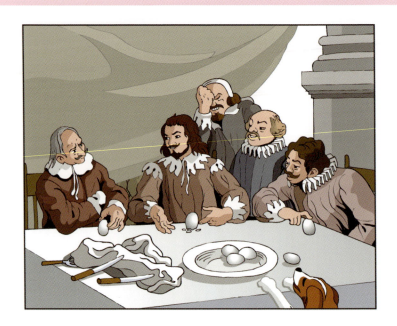

参考文献

1) 黒坂航 et al. リバース型人工肩関節全置換術後の腕神経叢障害に対する単関節型ロボットスーツ(HAL-SJ)の使用経験．日本人工関節学会誌 48:733-734,2018
2) 後藤恭輔 et al. 股関節・膝関節術後のリハビリテーションにおけるロボット HAL 単関節タイプの有用性．関節外科 37（5）:94-100,2018
3) 小谷尚也 et al. 大腿神経麻痺に伴う大腿四頭筋の筋出力低下に対するロボットスーツ HAL 単関節タイプおよび随意運動介助型電気刺激装置 IVES の有効性．理学療法学 44（3）:232-237,2017
4) 牧原武史 et al. 単関節 HAL を用いた肩関節機能の補助．関節外科 基礎と臨床 37巻5号 510-519,2018
5) Saita K,et al. Combined therapy using botulinum toxin A and single-joint hybrid assistive limb for upper-limb disability due to spastic hemiplegia. J.of the Neurol.Sci. 373:182-187,2017
6) Goto K,et al. Feasibility of rehabilitation using the single-joint hybrid assistive limb to facilitate early recovery following total knee arthroplasty:A pilot study. ASSISTIVE TECHNOLOGY 29(4):197-201,2017

付　録

自助具の活用

・麻痺の重症度によっては、機能障害が改善しても実際の生活で麻痺側上下肢を活用できない場合に多く遭遇します
・自助具は、生活動作で用いる道具を工夫して日常生活を出来るようにするという方法の一つです

〜実際の自助具例〜

① 片手で開けられるペットボトルオープナー
▶少ない力でペットボトルの蓋を開閉することができます

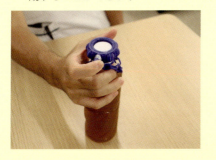

② 片手でも両手でも使える爪切り
▶少ない力で爪を切ることができます

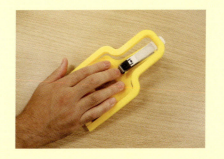

③ 麻痺手でも使用できる箸
▶麻痺手や非利き手で使用することができます

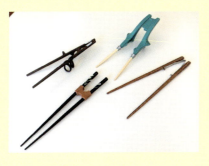

④ 片手の可能性をひろげる固定台
▶ペットボトルや市販のカップ、瓶などを固定して開閉しやすくする自助具です

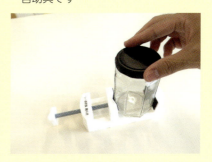

参考文献

1) 原　武郎、他：図解自助具．医歯薬出版,p2,1970
2) 林　園子：3Dプリンタ等デジタルファブリケーションによる自助具作り．作業療法ジャーナル7月増刊号．三輪書店,p789-795,Vol58 No8.2024
3) 川口晋平：作業療法におけるテクノロジーの活用「第6回 3Dプリンタの活用」．作業療法ジャーナル．三輪書店,p266-270,Vol157 No.3.2023

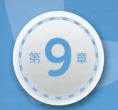

第9章 脳卒中片麻痺 HAL リハビリテーションでよく使われる専門用語と略語

専門用語と略語を覚えて
カルテ記録を理解しよう！

（1）HAL に関する略語と説明

略語	説明
BES（Bioelectrical Signal）	生体電位信号（人が筋肉を動かそうとした時、皮膚表面に現れる微弱な信号）
CVC（Cybernic Voluntary Control）	サイバニック随意制御
CW（Clockwise）	（時計回り）右回転タイプ
CCW（Counterclockwise）	（反時計回り）左回転タイプ
Ext/Flx（Extension/Flexion）	伸展/屈曲
HAL（Hybrid Assistive Limb）	身体に装着することによって人の身体動作を支援する装置
HAL-SJ（Hybrid Assistive Limb – Single Joint）	HAL 単関節タイプ
WE（Wrist Elbow）	（手首 肘）HAL-SJ 卓上固定器具 WE（肘手首用）

（2）脳卒中リハビリに関する略語と説明

略語	説明
ADL（Activities of Daily Living）	日常生活動作
AFO（Ankle Foot Orthosis）	短下肢装具
ARAT（action research arm test）	脳卒中後の上肢機能評価
BI（Barthel Index）	日常生活動作の評価法、100 点が完全自立
BRS（Brunnstrom Recovery Stage）	ブルンストローム リカバリーステージ、片麻痺の回復過程を評価するためのスケール

FIM (Functional Independence Measure)	日常生活動作の評価法
FMA（Fugl-Meyer Assessment）	ヒューゲルメイヤーアセスメント、総合的な片麻痺の重症度評価法
GCS（Glasgow Coma Scale）	グラスゴーコーマスケール、 意識障害を客観的に評価する指標で世界標準とされる
HDS-R (Hasegawa Dementia Scale-revised)	長谷川式認知症スケール（改訂版）
ICU（Intensive Care Unit）	集中治療室
IQ（Intelligence Quotient）	知能指数
JCS（Japan Coma Scale）	日本式昏睡尺度
KAFO (Knee Ankle Foot Orthosis)	長下肢装具
LE（Lower Extremities）	下肢
MMSE (Mini-Mental State Examination)	精神状態短時間検査、世界で最も使用されている認知症スクリーニング検査
MMT（Manual Muscle Test）	徒手筋力検査
mRS（modified Rankin Scale）	修正ランキンスケール
NIHSS (National Institutes of Health Stroke Scale)	米国国立衛生研究所脳卒中スケール、脳卒中重症度の総合評価法
OT（Occupational Therapist）	作業療法士
PS（Performance Status）	日常生活活動度
PSC（Primary Stroke Center）	一次脳卒中センター
PT（Physical Therapist）	理学療法士
QOL（Quality of Life）	生活の質
ROM（Range of Motion）	関節可動域

SCU （Stroke Care Unit）	脳卒中集中治療室
SLTA (Standard Language Test of Aphasia)	標準失語症検査
ST （Speech Therapist）	言語療法士
SU （Stroke Unit）	脳卒中専門病棟
UE （Upper Extremities）	上肢

▶ **PSC （Primary Stroke Center）**

地域の医療機関や救急隊からの要請に対して、24時間365日脳卒中患者を受け入れ、急性期脳卒中診療担当医が、患者搬入後可及的速やかに診療（rt-PA静注療法を含む）を開始できる施設

▶ **SU （Stroke Unit）と SCU （Stroke Care Unit）**

SUとは、多種色で構成する脳卒中専門チームが、脳卒中急性期から集中的な治療と早期からのリハビリテーションを計画的かつ組織的に行うことができる脳卒中専門病棟です。SCUは高度の脳卒中治療を専門におこなう集中治療室のことです。

（3）脳卒中画像診断に関する略語と説明

CBF （Cerebral Blood Flow）	脳血流
CBV （Cerebral Blood Volume）	脳血液量
CT （Computed Tomography）	コンピューター断層撮影法
3D CTA （3D CT Angiography）	3次元CT血管撮影
DSA (Digital Subtraction Angiography)	ディジタルサブトラクション血管撮影法
DWI （Diffusion-weighted Image）	拡散強調画像、急性期の脳梗塞がわかります
3D DSA (3D Digital Subtraction Angiography)	3次元ディジタルサブトラクション血管撮影法

MDCT (Multi Detector-row Computed Tomography)	多列検出器型コンピューター断層撮影法
FLAIR（Fluid Attenuated Inversion Recovery）	フレア法、くも膜下出血、脳梗塞がわかります
Gd（Gadolinium）	ガドリニウム、MRIに使用される造影剤
MRA (Magnetic Resonance Angiography)	磁気共鳴血管造影、頭蓋内血管の狭窄閉塞、脳動脈瘤がわかります
MRI（Magnetic Resonance Imaging）	磁気共鳴画像
fMRI（functional MRI）	機能的磁気共鳴画像
PWI（Perfusion-weighted Image）	灌流強調画像
rCBF (regional Cerebral Blood Flow)	局所脳血流
rCBV (regional Cerebral Blood Volume)	局所脳血液量
RI（Radioisotope）	放射性同位元素
SPECT (Single Photon Emission Computed Tomography)	シングルフォトン断層撮影（スペクト）、脳の血流状態を診る検査です
SWI (Susceptibility-weighted Imaging)	磁化率強調画像、頭蓋内微小出血、塞栓子血栓がわかります
T1（T1 weighted image）	T1強調画像
T2（T2 weighted image）	T2強調画像
T2*（T2 star weighted image）	T2スター強調画像

（4）知っておくと便利な脳血管の略語

ACA (Anterior Cerebral Artery)	前大脳動脈
AChA (Anterior Choroidal Artery)	前脈絡叢動脈

ACoA (Anterior Communicating Artery)	前交通動脈
AICA (Anterior Inferior Cerebellar Artery)	前下小脳動脈
BA（Basilar Artery）	脳底動脈
ECA（External Carotid Artery）	外頚動脈
EC-IC（Extracranial-Intracranial）	頭蓋外 - 頭蓋内
ICA（Internal Carotid Artery）	内頚動脈
IC-PC (Internal Carotid -Posterior Communicating Artery)	内頚動脈 - 後交通動脈
MCA（Middle Cerebral Artery）	中大脳動脈
PCA（Posterior Cerebral Artery）	後大脳動脈
PCoA (Posterior Communicating Artery)	後交通動脈
PICA (Posterior Inferior Cerebellar Artery)	後下小脳動脈
SCA（Superior Cerebellar Artery）	上小脳動脈
STA (Superficial Temporal Artery)	浅側頭動脈
VA（Vertebral Artery）	椎骨動脈
VBA（Vertebrobasilar Artery）	椎骨脳底動脈

（5）病名と治療に関する略語と説明

AN（Aneurysm）	動脈瘤　（脳動脈瘤：cerebral AN）
AVF（Arteriovenous Fistula）	動静脈瘻
AVM (Arteriovenous Malformation)	動静脈奇形
BI（Brain Infarction）	脳梗塞
CAS（Carotid Artery Stenting）	頚動脈ステント留置術

CEA（Carotid Endarterectomy）	頚動脈内膜剥離術
DAVF（Dural Arteriovenous Fistula）	硬膜動静脈瘻
DBS（Deep Brain Stimulation）	深部脳刺激療法
DVT（Deep Vein Thrombosis）	深部静脈血栓症
ICH（Intracerebral Hematoma）	脳内血腫
MT（Mechanical Thrombectomy）	機械的血栓回収療法
PTA（Percutaneous Transluminal Angioplasty）	経皮経管血管形成術
rt-PA（recombinant tissue-type Plasminogen Activator）	遺伝子組み換え組織型プラスミノゲン活性化因子
SAH（Subarachnoid Hemorrhage）	くも膜下出血
TAE（Transarterial Embolization）	経動脈的塞栓術
TIA（Transient Ischemic Attack）	一過性脳虚血発作
t-PA（tissue-Plasminogen Activator）	組織プラスミノゲン活性化因子
TVE（Transvenous Embolization）	経静脈的塞栓術

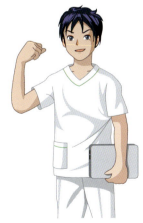

参考文献
・HAL 医療用　単関節タイプ（HAL-MS01 シリーズ）取扱説明書
・リハビリテーション医学・医療用語集　第 8 版　文光堂
・脳神経外科用語集　改訂第 3 版 米子プリント社
・脳卒中ガイドライン 2021

索　引

英 文

All-In-One　52
Angle Range　10-11, 26, 38, 42, 44, 46, 48, 51, 53, 73
BES　8, 10-11, 26, 28, 30, 38, 40, 42-46, 48-53, 55, 73, 76
BRS　10-11, 18-19, 26, 38, 42, 44, 46, 48, 53, 55-56, 76
Brunnstrom　18-19, 24, 76
C5麻痺　72-73
CW　46-47, 53, 76
CCW　35, 46-47, 53, 76
CVC-Gentle　9
CVC-Standard　8
DBS　23, 81
extension lag　72
FMA　10-11, 18, 20, 26, 38, 42, 44, 46, 48, 53, 56, 77
GCS　21, 77
HAL　2-17, 22-24, 26-34, 38, 40-41, 43, 45, 47-48, 50-52, 55-64, 66, 68-70, 72-74, 76, 81, 85, 89-92
ICU　23, 77
JCS　21, 77
SCU　23, 78
T-HAL　59
Torque　10-11, 26, 38, 42, 44, 46, 48, 51, 53, 73
WE　10, 14, 35-36, 38, 41, 44, 69-70, 76

あ行

アシストゲイン　9
アシストトルク　8-9
アシスト角度　9, 43, 45
安全使用講習　55, 60, 64
アンダーソン　22
医療用単関節タイプ　15, 47, 55, 60, 68, 70

インストラクター　60
ウェルニッケマン肢位　18
運動主体感　23, 57
運動中止基準　22

か行

下肢麻痺　7, 48
下腿バー　11, 49, 52
肩関節　20, 26, 32, 34-37, 46-47, 72, 74
肩関節アタッチメント　47
下腿三頭筋　13, 54
片麻痺　6-7, 16, 18-19, 24, 51, 59, 72, 76-77, 85, 87
看護基準　61
看護手順　60-61, 66
関節可動域　10-11, 18, 24, 77
拮抗筋　56
教育プログラム　64
筋肉解剖　12-14
痙縮　24, 26, 38-42, 44, 56-58, 72
黒電極シール　27, 40, 42, 44, 46-47, 49, 54
高次脳機能障害　10-11, 22, 61
高血圧　63
興奮性　56-57
コロンブスの卵　74
コントローラ　28-30, 37, 40-41, 43, 45, 50, 61
コントロールボックス　28, 30-31, 37, 40, 43-45

さ行

サイバニック　8, 76
三角枕　48-49
実施要項　10-11
上肢麻痺　7, 26
上腕アタッチメント　30, 32-33, 46
上腕三頭筋　12, 20, 27, 46-47

上腕二頭筋　12, 14, 20, 27, 29, 38, 40-41
自助具　75
自動介助　8-9
手関節　14, 20, 35, 42-44, 62, 91
周辺機器　10-11, 68-69
自動介助運動　8-9
自律制御　6
白電極シール　27, 40, 42, 44, 46-47, 49, 54
随意性　56
随意制御　8
神経可塑性　3, 8
神経筋電気刺激　57-58
振動刺激　57-58
伸展／屈曲　8, 9, 28, 44-46, 75
整形外科　2, 5, 7, 15, 72
生体電位信号　8-9, 17, 22, 56, 59, 72, 76, 89
前脛骨筋　13, 54
専門用語　7, 76, 91
前腕サポータ　27, 32-33, 35-37
装着型サイボーグ　4
足関節　9, 11, 13, 15, 19-20, 48, 53-54, 56, 62, 69, 72, 91
促通反復療法　6, 56-59, 91

た行

大腿四頭筋　12-13, 49, 74
卓上固定器具　10, 14, 35-36, 38, 41, 44, 69-70, 76
他動運動混合モード　8
中央固定板　35, 38
吊り下げキット　10, 32-34, 47, 69-70
データロガー　28-29, 31, 37, 40-41, 43-45, 49, 54-55, 69-70
電極ケーブル　9, 28-30, 37, 40, 43-44, 49, 54, 61
貼付部位　9, 46, 49, 54
トルクリミット　9

な行

ニューロリハビリテーション　3

脳梗塞　18, 51, 78-80, 89
脳出血　18, 63, 89
脳卒中後遺症　2, 7, 72, 89, 91

は行

背屈運動　43, 55
ハイブリッド制御　8
廃用症候群　22, 24
パーキンソン病　23
バイタルサイン　21, 61-62
バッテリーパック　9
ハムストリングス　12-13
パワーユニット　8-9, 27, 29, 33, 35-36, 38, 40, 43, 45-47, 49-52, 54
膝折れ　51-52, 89-90
膝関節　9, 12-13, 20, 48-50, 52, 62, 72, 74
肘関節　9, 12, 15, 20, 26-27, 29, 35-36, 46-47, 50, 55, 62
ビデオ撮影　66
皮膚疾患　27, 39, 49, 53
疲労感　30, 41, 43, 45, 50, 55, 62
フィッティング　9, 29, 54
ペースメーカー　23
訪問リハビリ　23, 68
保険適応　2, 7, 68
発疹　9

ま行

緑アース電極シール　27, 40, 42, 44, 46-47, 49, 54

や行

指関節　35, 44-45

ら行

略語と説明　76, 78, 80

監修・執筆者一覧

『監修・編著』　　**井上　亨**　白十字病院脳卒中センター長

福岡大学脳神経外科名誉教授（元　福岡大学病院長）
日本脳神経外科学会特別会員
日本脳卒中学会名誉会員

『執筆』　　　　　**白十字病院・白十字リハビリテーション病院**

『執筆者』

第1章	三浦　聖史	白十字リハビリテーション病院診療部リハビリテーション部長
		日本リハビリテーション医学会認定臨床医
		日本リハビリテーション医学会リハビリテーション科専門医・指導医
		日本内科学会認定内科医
		日本内科学会総合内科専門医
		日本脳卒中学会脳卒中専門医・指導医
		厚生労働省義肢装具等総合判定医
	古森　元浩	白十字リハビリテーション病院診療部リハビリテーション医長
		日本内科学会認定内科医
		日本内科学会総合内科専門医
		日本脳卒中学会脳卒中専門医
第2章	三浦　聖史	白十字リハビリテーション病院診療部リハビリテーション部長
	渡邉　芳彦	白十字リハビリテーション病院診療部リハビリテーション部長
		日本脳神経外科専門医
		日本脳神経血管内治療学会専門医
		日本脳卒中学会専門医
	小川さや香	白十字リハビリテーション病院診療部リハビリテーション医長
		日本脳神経外科専門医
		日本脳神経超音波学会認定検査士
	榊　　佑介	白十字リハビリテーション病院診療部リハビリテーション医長
		日本内科学会認定内科医
		日本脳卒中学会脳卒中専門医
		日本神経学会神経内科専門医
第3章	谷口由香理	白十字病院リハビリテーション部理学療法課課長
	古賀　研人	白十字病院リハビリテーション部理学療法課主任
	納富　亮典	白十字リハビリテーション病院リハビリテーション部作業療法課係長
第4章	小嶋　栄樹	白十字リハビリテーション病院リハビリテーション部次長
	中島　雄基	白十字リハビリテーション病院リハビリテーション部理学療法課副主任
	吉武　優弥	白十字リハビリテーション病院リハビリテーション部理学療法課
	納富　亮典	白十字リハビリテーション病院リハビリテーション部作業療法課係長
第5章	三浦　聖史	白十字リハビリテーション病院診療部リハビリテーション部長
第6章	井上　亨	白十字病院脳卒中センター長
	谷口由香理	白十字病院リハビリテーション部理学療法課課長
	大森　睦子	白十字病院4階南病棟看護課主任
		脳卒中リハビリテーション看護認定看護師
	中里　友子	白十字病院4階南病棟看護課課長
第7章	井上　亨	白十字病院脳卒中センター長
第8章	井上　亨	白十字病院脳卒中センター長
	納富　亮典	白十字リハビリテーション病院リハビリテーション部作業療法課係長
第9章	井上　亨	白十字病院脳卒中センター長

イラスト・写真・編集協力

三木　浩一	平尾病院　脳神経外科　メディカルイラストレーター
高野　幸子	CYBERDYNE（株）
横川亜希代	白十字病院総務課広報係副主任
黒木　恭子	白十字病院秘書課脳卒中センター長秘書

技術指導

若松　浩二、戸田　莉恵　　CYBERDYNE（株）

おわりに

　本書作成に際して白十字病院スタッフ、白十字リハビリテーション病院スタッフ、城島印刷、花書院、CYBERDYNE(株)、その他多くの方々に御協力いただきました。心から感謝申し上げます。HALは常に進化しており、すでに使用されなくなった機器や現在開発中の機器も多くあります。本書は現時点での単関節HALを使用した脳卒中片麻痺のリハビリテーション方法です。片麻痺のリハビリテーションにはHAL以外にも様々な方法があります。HALだけではなくこれらを上手に組み合わせて、患者さんに最善のリハビリテーションを提供してほしいと思います。私たちが、予期せず脳卒中になっても最小限の後遺症で早期に社会復帰出来ることを願っています。

2024年11月吉日

井上　亨

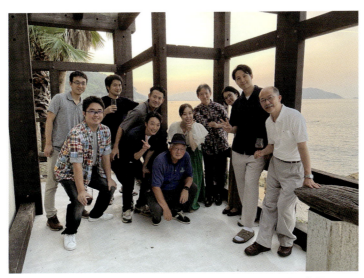

執筆者集合写真　　〜能古島の見えるレストランで福岡湾を背景に〜

［随　筆］

脳卒中と彫刻家

井上　亨

（1）　〜登竜と愛鱗〜

　我が家の愛鯉池「愛鱗」のシンボルにと、知人を介して彫刻家のK氏（73歳）に登竜門をテーマにした彫刻を依頼したのは約2年前のことです。登竜門を選んだ理由は、宮城県の瑞巌寺青龍殿（宝物館）入り口に展示された「登竜」と呼ばれる見事な彫刻に魅せられたからです（図1）。東北地方は2011年3月11日、未曾有の大震災に見舞われました。東北の復興支援活動として翌年制作されたのが「登竜」です。作者は城所ケイジというチェンソー彫刻世界一の彫刻家で、数多くの彫刻を全世界に残しています。「登竜」の原木には東日本大震災の津波塩害により伐採された瑞巌寺参道の杉が使用されています。中国黄河上流の急流である竜門を昇った鯉が竜になるという伝説から、立身出世の難関門を登竜門と言いますが、「登竜」には東北地方復興への願いが込められています。

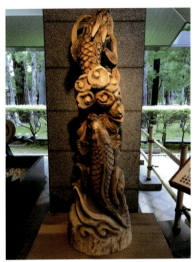

図1　瑞巌寺青龍殿「登竜」

　さて、私が依頼した彫刻は数ヶ月で出来上がる予定でした。ところが、半年過ぎても何の連絡もありません。きっと他の仕事で忙しいのだろうと思い完成を心待ちにしていました。ある日、偶然にも、K氏が脳卒中で倒れリハビリ中であることを知りました。最初は右完全片麻痺、運動性失語で立つことも喋ることも出来ない状態であったそうです。リハビリにより何とか杖歩行は可能となりましたが、利き腕である右上肢の回復は得られませんでした。この時私は、K氏が彫刻の仕事を再開するのは難しいであろうと依頼した彫刻の完成をほとんど諦めていました。ところが、予想に反して利き腕ではない左手で彫刻を再開されたのです。楠の彫刻材に下絵を描くことから始まりました。何度か、制作中の工房に見学に行きましたが、右手は全く使えず言葉も不自由な体で黙々と作業されていました。作品が出来上がるにつれて表情も豊になり会話もスムーズで生気が蘇っていくのを感じました。そして、およそ1年をかけて見事な彫刻が完成しました。私は、職人魂が宿るこの彫刻に愛鯉池と同じ「愛鱗」と命名しました（1）-（6）。

　後日、K氏から「リハビリで立つことが出来た時に生きる気力が湧いた」とお聞きしました。右片麻痺は後遺症として残りましたが歩行可能となったことが残りの人生を変えたのです。利き腕右手で彫っていたころよりも、創作意欲が増し積極的に作品に向き合っていると、今も左手で新たな彫刻に取り組んでおられます。美術鑑賞から

もたらされる痛みの低減効果、つまりアートに感じる美しさは痛みを軽減させることがわかっています。右半身が不自由という精神的ストレスが彫刻により軽減され、ポジティブな人生観に繋がっていると思います。

　臨床美術という言葉があります。故・金子健二（彫刻家）らにより臨床美術は誕生しました。創作活動をすることで脳が活性化されるのです。創作活動を楽しむプロセスを通して認知症の予防や改善、心の解放や意欲の向上が得られます。詩人で彫刻家でもあった高村光太郎は"触覚の世界"という短編の中で冒頭「私は彫刻家である。多分そのせいだろうが、私にとって此世界は触覚である。触覚はいちばん幼稚な感覚だと言われているが、しかも其れだからいちばん根源的なものであると言える。彫刻はいちばん根源的な芸術である。」と記しています。イギリスの彫刻家ヘンリー・ムーアは「彫刻家は心の中で、全ての周囲のそのものから或る複合した形態を可視化する。一方を見ながら他の側がどうなっているかを知る。」という発展論を論じています。彫刻とは何かを論じるとき、触覚は彫刻の形態に加えて質感や素材感をもたらすといいます。彫刻家はこの「彫刻のための触覚」という特別な感性を持っており、利き腕の機能を失っても残された手で彫刻を継続できるのだと思います。

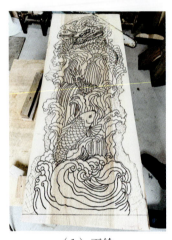
（1）下絵

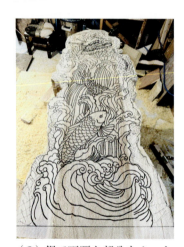
（2）鋸で不要な部分をカット

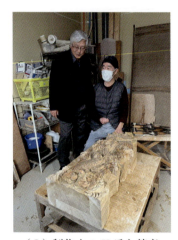
（3）制作中のK氏と筆者

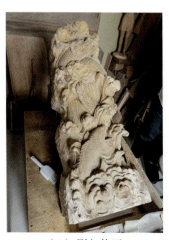
（4）彫り終了

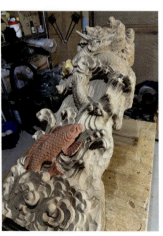
（5）木地彩色

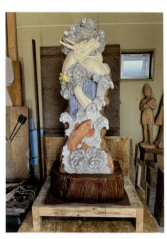
（6）完成した「愛鱗」

(2) ～膝折れと単関節 HAL～

彫刻家 K 氏（図2）はある日突然、脳卒中のため右上下肢が動かず言葉も喋れない状態になりました。脳卒中には脳梗塞、脳出血、くも膜下出血がありますがどれも生命にかかわる恐ろしい病気です。K 氏の場合は BAD 脳梗塞が原因でした。BAD 脳梗塞（Branch Atheromatous Disease）とは、脳の深部を走行する細い血管（穿通枝）が閉塞するにも関わらず、梗塞が広範囲におよぶ脳梗塞のことです。絶望と不安の中リハビリを開始しましたが、膝折れのため立つことすら出来ない状態が続きました。膝折れとは、立位や歩行時にどちらかの脚にグッと体重を乗せると膝に力が入らずガクッと折れてしまう現象をいいます。膝折れは転倒につながり歩行に対する恐怖心や不安を増幅させてしまいます。脳卒中後遺症による膝折れを防ぐには足底版・サポーター・下肢装具などの補助具を使用しますが、思ったような効果が得られないこともあります。私たちは新しい方法として膝折れに対して単関節 HAL（Hybrid Assistive Limb）リハビリを行なっていますが、幸いにもこのリハビリにより K 氏の膝折れは軽快しました。そして前述のように、「膝折れなく立つことが出来た時に生きる気力が湧いた」と話されたのです。立てれば、杖歩行が可能となり日常生活が送れるようになります。

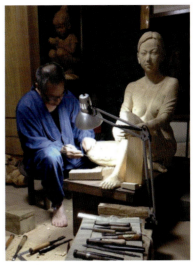

図2　元気な頃右手で制作中の K 氏

単関節 HAL とは、筑波大学の山海嘉之教授により開発された身体に装着することによって人の身体動作を支援する装置です。人が筋肉を動かそうとした時、脳から脊髄～運動ニューロンを介して筋肉に神経信号が伝わり、筋肉が収縮します。HAL はその際に発生する電気信号を皮膚表面に貼り付けられた電極で生体電位信号として読み取り、その信号をもとに人の意思に従って動作支援を行います。これまでのロボットを使用したリハビリでは実現出来なかった機能改善効果が認められており最先端のリハビリといえます。

さて、K 氏と同じ脳梗塞に倒れた彫刻家に、戦後の日本を代表する彫刻家船越保武がいます。彼は 1987 年（75歳）に、脳梗塞に倒れ利き腕だった右手の自由を失いました。リハビリ中から左手でデッサンをはじめ退院後すぐに慣れない左手での制作を開始しました。そして、これまでの滑らかな仕上がりではなく、とても荒々しくダイナミックなゆらぎとふくらみのある作品を生み出し、魂を込め生命を注ぎ続けた結晶と評されています。1989 年に制作された「ゴルゴダ」はその代表作といわれています。その後も 2002 年 89 歳で亡くなるまで左手 1 本で制作を続けました。K 氏も生涯すばらしい作品を制作されると思います。

K 氏作彫刻「愛鱗」は、現在我が家の愛鯉池に飾られています。定年退職後、錦鯉の魅力に惹かれ愛鯉池のシンボルにと知人の紹介で彫刻を K 氏に依頼したのは全くの

偶然でした。単関節HALリハビリで膝折れが軽快し杖歩行が可能となったことで生きる気力が湧き、退院後最初に、左手1本で制作されたのが「愛鱗」です。彫刻を眺めていると生きる力、生命の神秘を感じます。私とK氏、単関節HALは偶然ではなく不思議な運命の出会いのように思われます。

　先日、K氏夫妻と担当医やリハビリの先生たちを招いて彫刻「愛鱗」の完成祝いを開催しました（図3）。K氏は、奥様と一緒にいかにも彫刻家らしい凛とした和服姿でおいでくださいました。後遺症はあっても、希望に満ちて、運命を呪ったり愚痴を並べたり不平不満をいったりせず、精いっぱい全力で彫刻に取り組む姿がそこにありました。知人の経営するレストランは能古島の見える福岡湾の海岸沿いにあります。リハビリテーション医学の大切さ重要さを噛み締めながらワイン片手に能古島に沈む夕日を堪能した心に残る祝賀会となりました。

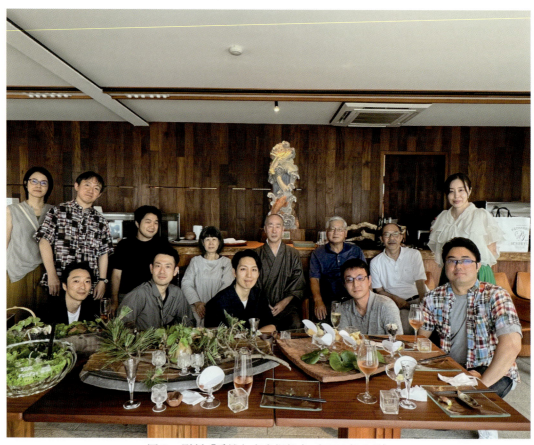

図3　彫刻「愛鱗」完成祝賀会（2024年9月）

単関節 HAL 使用マニュアル出版に際して

① HAL-SJ の開発にかける思い

　「こんなに重いと肩が脱臼するぞ」井上先生の言葉はいつも直球で、HAL 単関節タイプ（以下、HAL-SJ）を作った身にはかなりズシンと響きました。その言葉に込められた「少しでも患者さんのためになるように良くしたい」という先生の真摯な想いの表れであることを受け止めて、製品の開発・改良・拡張に取り組んできました。幾度となく現場に足を運び、何が求められているかを直に聞いて改善していく。実際に使われ始めると、思ってもみなかった適用、使い方の工夫、新しいアイデアが現れ、膝と肘から始まった HAL-SJ は、足関節を皮切りに、手関節、前腕、肩などの上肢への応用へと広がりを見せ、そのための各種アタッチメントや補助器具の製品化へと繋がりました。HAL-SJ は当初からアタッチメント方式を採用し、HAL の基本機能と持ち運ぶことができるコンパクトさはそのままに、細かなニーズに合わせて形を変えられる、1 台で 2 役、3 役をこなす拡張性を持った道具になれたのではないかと思います。「科学技術は人の役に立ってこそ」と言う山海先生 / 社長の理念の下、医療機器の開発に携わって来られたことは大変ありがたいことで、使っている人も周りの人も笑顔になっていく、そんな身近な道具になれればこれほど嬉しいことはないと思い研究開発に励む日々です。これからも皆様と共に成長できることを願っております。

CYBERDYNE（株）　HAL 単関節タイププロジェクトリーダー

新宮 正弘、長崎県出身

② HAL-SJ が若いセラピストの刺激に！

　白十字リハビリテーション病院では脳卒中を中心にガイドラインに沿って、運動、日常生活機能改善、社会復帰に向けて積極的に様々なリハビリ「HAL 単関節タイプ（HAL-SJ）、医療用 HAL 下肢タイプ、電気・磁気刺激療法、促通反復療法、Reogo-J、長・短下肢装具等」を複合的に組み合わせて提供しています。HAL-SJ を使用したリハビリは、患者の満足度が高く、現場の声よりその有用性を強く実感し、より広く、多くの患者に提供し、お役に立てられる医療機器と考えています。初めて HAL-SJ を使用する現場のリハビリ療法士、担当医の方は、少々不安があるかと思いますが、HAL の原理や専門用語、様々な使用方法をわかりやすく、間違いなく安全に使用できるように、また新人が迷うような時のいろんなポイント注釈もあり、安心して使用できるマニュアル本が出来たことをおおいに喜ぶと同時に、執筆に参加頂いた先生、指導いただいた井上先生に感謝するばかりです。今後、当マニュアル本利用により、HAL-SJ の使い易さ、安全・有効性から脳卒中リハビリテーション医療に欠かせない医療機器の一つとなり全国各地に普及し、若いセラピストの刺激となり、脳卒中後遺症に悩んでいる患者、家族に喜んでいただけるのではないかと思っています。

白十字リハビリテーション病院長

阪元 政三郎

購入ご希望の方は、直接出版社
（花書院）へご連絡下さい。

単関節 HAL チームに配属されました！どうする!!

2024 年 12 月 1 日発行　第 1 版第 1 冊

監　　修	井上 亨 (いのうえ とおる)
発 行 所	有限会社 花書院
	〒 810-0012
	福岡市中央区白金 2-9-2
	TEL 092-523-0287
	FAX 092-524-4411
カバーイラスト	高野 幸子
本文イラスト	津田 秀喜
組　　版	有限会社 花書院
印刷・製本	城島印刷 株式会社

©2024 Printed in Japan
定価はカバーに表示してあります。
万一、落丁・乱丁本がございましたら、弊社あてにご郵送下さい。
送料弊社負担にてお取り替え致します。